Anton Kimpfler

Nichts ist vergebens

Anton Kimpfler

Nichts ist vergebens

Trostbüchlein der Seelenschönheit

Verlag Ch. Möllmann

Umschlagzeichnung: Barbara Wagner

Erste Auflage 2020

Verlag Ch. Möllmann
Schloss Hamborn 94, D-33178 Borchen
Tel. 0 52 51 / 2 72 80
Fax: 0 52 51 / 2 72 56
www.chmoellmann.de
Herstellung: Online-Druck GmbH & Co. KG, Krumbach

ISBN 978-3-89979-321-5

Inhalt

Unser Selbst, die Welt und das Zwischenmenschliche

Eigentlich waltete in mir die Überzeugung: Wenn der Mensch geistig und moralisch an sich arbeitet, geschieht schon das entscheidendste Verändern. Alle weiteren Fragen oder Probleme sind dann besser zu bewältigen.
Durch die anthroposophische Geisteswissenschaft wird dafür der sicherste sowie in unserer Zeit am ausgewogensten begehbare Weg zu einem spirituellen Erkennen und Sich-Verwandeln gewiesen. Das ist auch weiterhin meine grundsätzliche Auffassung.
Doch zeigte sich zunehmend, unter anderem auch über das Begegnen mit Peter Schilinski, anknüpfend an Aktivitäten vom Internationalen Kulturzentrum Achberg sowie der generellen Bewegung für einen dritten Weg jenseits von Kapitalismus und Kommunismus: Es braucht genauso ein praktisches soziales Bemühen, damit Mensch und Erde einen aussichtsreichen Weg in die Zukunft hinein finden.
Ökologische Bestrebungen gehören hierbei entscheidend dazu, neben all dem, was mit gesundem Sozialgestalten im Sinne einer Dreigliederung des Gesellschaftslebens zusammenhängt: Freiheit in der Kultur, Gleichheit vor dem Recht und Brüderlichkeit oder Solidarität auf ökonomischem Felde.
Dafür stammen ebenfalls wesentliche Anregungen aus anthroposophischem Erkennen. Insbesondere ist das schon niedergelegt in Rudolf Steiners „Die Kernpunkte der sozialen Frage“.
So kann eine unverzichtbare Ergänzung zum persönlichen Entwicklungsweg hinzutreten. Letzterer erhält vor allem seine

wichtigste Grundlage durch die Schrift „Wie erlangt man Erkenntnisse der höheren Welten?“ von Rudolf Steiner.
Es sollte nicht bloß das eine oder andere angestrebt sein, sondern beides zugleich. Alles kann dann besser voranschreiten.
Schließlich wurde mir jedoch immer deutlicher, daß es noch einen dritten Aufgabenbereich gibt, ohne dessen Bewältigung nicht gut voranzugelangen ist. Das betrifft das Gebiet der seelisch-zwischenmenschlichen Angelegenheiten.
An damit verquickten Schwierigkeiten scheitern sonst die besten Bestrebungen. Solches gilt auch bis in die anthroposophischen Zusammenhänge hinein.
Mit als größtes Schicksalsglück hat sich da das Kennenlernen von Ansgar Liebhart erwiesen. Er ist als katholischer Priester zunehmend tätig geworden für die Seelsorge in Krankenhäusern und zuletzt noch im Bereich der Psychiatrie. Durch sehr viele Jahre hindurch konnten Zehntausende von Menschen dabei von ihm begleitet werden.
Sodann kam eine Tätigkeit als ausgebildeter Gestalttherapeut hinzu, ebenfalls mit langjähriger Erfahrung. Diese Methode arbeitet denkbar kreativ und öffnet die Seele für spirituelle Anliegen. Dies wurde bei Ansgar Liebhart durch die Beschäftigung mit der anthroposophischen Geisteswissenschaft noch tiefer fundiert und unterstützt. Zeitweise betreute er nebenher sechs Arbeitskreise pro Woche.
Ergänzend sei aber angefügt, wie zuletzt ein wöchentliches Dabeisein bei Montagsdemonstrationen gegen die allerverrückteste Bahnhofsentstellung in Stuttgart hinzukam. So daß also ein Engagement bis ins politische Gebiet hinein diesen Lebenslauf abrundete.
Als deutlicher wurde, wie hilfreich das sein konnte, was Ansgar Liebhart in sich trug, wurde ab dem Jahre 1990 eine Seminarreihe im Hof Sonneborn gestartet. Sie trug direkt die Begegnung von Anthroposophie und Psychotherapie im Titel.

Solches schlug richtig ein und fand großen Anklang. Vor allem bereits tätige Psychotherapeuten beteiligten sich zunächst daran, aber zunehmend Menschen aus den verschiedensten Lebensgebieten – jüngere wie ältere.

Und die Zusammenarbeit zog an verschiedene weitere Orte: Bremen, Freibug im Breisgau, Krefeld, Wasserburg am Bodensee, Ulm, Dresden, Mannheim, Hamburg und einige weitere Orte. Besonders beliebt wurde ein jährliches Seminar in der aus anthroposophischer Initiative entstandenen Universität Witten.

Diese ging aus von der Begründung des Gemeinschaftskrankenhauses in Herdecke. Aber mehr psychotherapeutische Ansätze wurden erst später von dieser Hochschule aufgegriffen.

Durch viele Jahre haben die gemeinsamen Seminare zu den häufigsten Aktivitäten des Schreibers dieser Zeilen gehört. Ansgar Liebhart bot stets eine hilfreiche psychologische Gesprächsarbeit an, meist unter Einbeziehung gestalttherapeutischer Elemente. Über einen leeren Stuhl wurde beispielsweise die eigene Angst vor jemand hingesetzt.

Das war zu studieren und anzusprechen. Ja der Betreffende wechselte dann auf den freien Platz. Eine konstruktive Auseinandersetzung mit sich konnte so stattfinden.

Bei psychischen Problemen ist meist etwas zu verwickelt geworden. Es kann nur das Seeleninnere betreffen oder auch Verhältnisse zwischen verschiedenen Personen.

Ein gelösterer Umgang damit bleibt vonnöten. Entscheidend dafür ist, durch eine sprichwörtliche Auseinander-Setzung mehr Abstand zu sich oder zum Schwierigen in bezug auf andere Menschen zu bekommen.

Indem gelernt wird, erst mal selber eine ausgeglichenere Einstellung gegenüber eigenen Konfliktanteilen zu gewinnen, mag schon ein wichtiger Wandel einsetzen. Dies kann ebenso das Verhältnis zu äußeren Krisensituationen verbessern.

Ja, es werden anfängliche Schritte geprobt im Hinblick auf spätere alternative Vorgehensweisen. Statt daß sich widerstreitende Seelenkräfte stets mehr blockieren oder geradezu einen Krieg gegeneinander führen, gilt es einen Dialog dazwischen einzuleiten.

Wesentlich kann bereits sein, sich mit einer interessierten Unbefangenheit auf jenen anderen Stuhl zu setzen, wo vorher zum Beispiel auch eine eigene Wut in der Vorstellung plaziert gewesen ist. Was will einem diese sagen und warum hat sie einen so gepackt?

Also nicht fliehen oder bekämpfen, was einen seelisch plagt und vielleicht geradezu verfolgt. Vielmehr ein möglichst vorbehaltloses Gespräch damit einleiten – oder auch sich in einen vorgestellten Mitmenschen hineinversetzen.

Für das, was über diese Publikation als Einblick in eine Fülle und Vielschichtigkeit des menschlichen Seelenlebens zu vermitteln versucht wird, haben die zahlreichen mit Ansgar Liebhart durchgeführten Veranstaltungen einen höchst wertvollen Erfahrungsreichtum beigetragen. Deshalb möchte ich das Niederschreiben auch als ein Dank an ihn verstehen.

Im Grunde kann sich beides bestens ergänzen: eine spirituelle Fundiertheit, wie sie die anthroposophische Geisteswissenschaft ermöglicht, welche voll auf unser Ich und dessen freie Denkfähigkeit baut – und jene Innigkeit einer Seelenzuwendung, zu der hilfreiche Psychotherapie in schönster Weise beitragen kann!

Wohlgemerkt: eine aufmerksame Hingabe an den Anderen als Methode, ohne theoretische Vorurteile. Ein psychologischer Begleiter sollte Geistesschüler im besten Sinne des Wortes sein und ganz Organ für unbefangeneres Weltwahrnehmen werden. Der sich auf liebevolle Art in den Dienst mitmenschlichen Erkennens sowie Begleitens stellt! So daß nicht gescheut werden muß, ganz offen auch über eigene Schwächen oder Hemmnisse

zu sprechen. All das gilt es möglichst vorurteilslos zu hinterfragen.
Tiefer betrachtet läuft nichts ohne seelische Beobachtung. Dazu sind wir in der Lage mittels einer ichhaften Geistigkeit.
Egal wie schwierig etwas erscheinen mag, das im Inneren rumort oder uns aus der Welt entgegenwirkt: Es ist dennoch stets möglich, dies selber sowie auch assistiert durch einen geübten Begleiter ruhig anzuschauen und daran sich weiterzuentwickeln.
Rudolf Steiner hat dieses exakte Selbstbeobachten zur Basis der gesamten geisteswissenschaftlichen Menschenkunde gemacht durch sein Werk „Die Philosophie der Freiheit". Das kann als Grundelement für unseren Zukunftsweg überhaupt gelten.

Dennoch dürfen wir dabei nicht stehenbleiben oder uns zuviel darauf einbilden. Die denkerische Selbstvergewisserung ist der entscheidende Einstieg fürs menschliche Wesensverwandeln. Doch hat sich diese fortzusetzen übers Fühlen bis in den Willen hinein.
Häufig ist leider festzustellen, daß es abstrakte Denker gibt, die mit sehr wenig Mitgefühl und Toleranz auf fremde Personen blicken. Ihnen gegenüber wird nicht selten sehr ablehnend oder gar verächtlich reagiert.
Wenn das nicht schon verräterisch ist! Das eigene Erkennen bleibt sehr selbstbezogen und zugleich abgehoben.
So daß nicht einmal bemerkt wird, wie ungezügelt die eigene Gefühlswelt sich gebärdet. Und wieviel Ablehnendes in die eigene Willenshaltung eingezogen sein mag!
Weder soll das gefühlsmäßige Leben vernachlässigt bleiben noch übersteigert werden. Außerdem darf das willenshafte Treiben einen nicht zu sehr beuteln oder aber blockieren. All dies kann jedoch durch objektive Denkarbeit durchschaut wer-

den. Ansonsten kommt den gefühlsmäßigen und willenshaften Bereichen zuviel Eigendynamik zu.
Sie spielen uns dann manche Streiche. Und treiben es zudem recht bunt im Verhältnis zur sozialen Umwelt.
Je weiter wir intellektuell voranschreiten, desto herausfordernder kann vieles werden in bezug auf das übrige Seelenleben. Auch der Umgang mit anderen Individuen mag sich verkomplizieren.
Sehr wohl höchste Denkgipfel erklimmen! Doch dann umso klarer tiefere Seelenregionen zur Kenntnis nehmen.
Ferner nicht bloß stolz um sich selber kreisen. Desto ungetrübter wären die gesamten Umkreisbezüge zu studieren.
Unser Seelisches hat sowohl mit Geisteshöhen als auch dunklen Leibestiefen zu tun. Zudem kreuzen sich Innenleben und Außeneinflüsse.
Ja noch mehr! Vergangenheitskräfte gehören zu uns und Zukunftserwartungen.
Insofern sind das sechs Seelenrichtungen: sowohl eines Oben als auch Unten, ein Innen und Außen, ferner Einstiges sowie Kommendes. Mitten darin sozusagen eine siebte Qualität durch das wahre Ich.
Zwischen all dem strahlt dieses als Synthese auf. Es behauptet sich inmitten, ja bildet sich gewissermaßen aus dem Bewältigen der verschiedenen Gegensätzlichkeiten heraus.
Zum Versöhner zwischen Weltpolaritäten wird so der Mensch. In seiner Ich-Mitte hat er stets wieder neu einen Einklang hervorzubringen von dem, was unter oder über ihm waltet, auf ihn wirkt oder aus dem eigenen Wesen entspringt.
Lange Weltvergangenheiten haben daran geschaffen. Und er hat stets mehr mitzuverantworten, wie die Schöpfungszukunft aussehen wird.
Wonach die gesamte kosmische Evolution fragt, ja was ihr mangelt, das verkörpern wir selbst.

Zur noch fehlenden Antwort darauf sollen wir selber zunehmend werden.
Jedoch nur wenn das eigene Seelenwesen ausgewogen genug voranschreitet, statt sich an irgendwelche Extreme zu verlieren! Dadurch könnte sonst nicht nur unser Wesen scheitern, sondern das Zukunftswerden insgesamt.
Ohne Gegensätze oder gar Widersprüchlichstes in der Welt hätte unsere Seele keine Entfaltungschancen. Aber auch nicht, wenn sie zuwenig in sich selber gründet, vielmehr allzu einseitigen Tendenzen verfällt.
Dann gerät unser Eigensein außer Rand und Band. Es bringt daraufhin nicht nur sich in Gefahr, sondern stellt auch das Werden der Schöpfung insgesamt in Frage.
Mögen wir noch soviel Konfliktträchtiges um uns beziehungsweise der eigenen Seele versammelt sehen: All das sollte nie völlig verunsichern!
Im Gegenteil kann dies zur Aufforderung werden, dem Widrigen etwas umso gedeihlicheres Gutes abzutrotzen. Statt gegen Problematisches noch anzukämpfen!
Es gilt sich daran stets neu zu erproben, ja ein gediegeneres seelisches Wachstum einzuleiten. Gesicherter denn je kann sodann der Schöpfungsfortgang begleitet werden.

Aus dem Todesdunkel zu lichter Vorgeburtlichkeit

Jede Nacht gibt sich unsere Seele an eine verborgene Welt hin und findet belebt zurück in den Tag. Was im Schlaf über uns hinausführt, ist mit einer Sterbegeste zu vergleichen.
Und jedes Erwachen und neue Sichfinden entspricht einem Geborenwerden. Dadurch tritt ans Licht, was mit uns verbunden ist.
Aus Weltenweiten zieht sich etwas zusammen. Es wird verdichtet bis ins Ich hinein, trägt aber auch zum Verbrauchen von Leibeskräften bei.
Dann gilt es wieder loszulassen und sich den Bereichen hinzugeben, welche mit diesem Ablösungsgeschehen zu tun haben. So strömt uns neue Belebung zu.
Sie hängt mit Weltgebieten zusammen, die jenseits der Todesgrenze liegen. Zu diesen stehen wir nicht nur nächtens in Berührung, sondern insgeheim begleiten sie uns auch tagsüber. Was als mittlerer und unterer Mensch charakterisiert werden kann, ist ständig mit einem lebenserneuernden Geschehen verbunden.
Der Atmungs-Kreislauf-Bereich sowie das Stoffwechselsystem arbeiten fortgesetzt weiter, Tag und Nacht. Nur fürs Kopfgebiet ist jeweils eine erhebliche Schlafphase nötig.
Sonst würden wir uns selber zugrunderichten. Tagelanges Durchmachen ohne Schlaf könnte zu unserem Golgatha werden.
Der Mensch müßte schließlich tot umfallen, wenn er nicht regelmäßig Abstand sucht von der eigenen Schädelstätte. Ob-

wohl moderne Naturwissenschaftler die Gehirnabläufe als das Wichtigste an uns betrachten!

Dort wird der Geist sprichwörtlich gekreuzigt. Zwar verhilft dies zu wachster Bewußtheit, doch bedürfen wir regelmäßig eines großen Loslassens.

Hierbei müssen wir uns gewissermaßen klein und völlig sorgenfrei machen. Nur so ist die Schwelle zum Nachtgebiet zu überschreiten.

Wie ein teilweiser Tod erscheint das. Aus dem wir dann in den nächsten Tag hinein regeneriert zurückkehren!

Einerseits gleicht sich manches im Leibe aus, auch bis ins Auflockern im Gehirn. Heftige Träume künden nicht selten davon, daß einiges zurechtgerückt wird.

Andererseits nehmen wir Geistesimpulse auf und erfahren eine Art von kleiner Neugeburt. Anknüpfen läßt sich so – wie auch durch spirituelle Erkenntnisarbeit – an vorgeburtliche Einflüsse.

Doch blieb einiges zurück wegen der materialistischen Enge von leiblichen und sonstigen äußeren Daseinsbedingungen. Während im Grunde stets mehr mitzubringen ist aus früheren Leben und weiten Perspektiven der nachtodlichen Existenz.

Wenn wir das Denken sammeln und dieses zu einer meditativen Selbststeigerung hinführen, läßt sich anknüpfen an Ungeborenes von uns. In der lichten Reinheit des Kindes strahlte schon etwas davon auf.

Durch künstlerisches Schöpfertum können wir die gesamte Biographie hindurch Zugang bewahren oder etwas zurückerobern aus diesen eigentlichen Lebensquellen. Sie helfen uns im Hintergrund fortwährend.

Immer nötiger ist, dieses Unterschwellige über kreatives Betätigen unmittelbarer einzubeziehen. Nur dann läßt sich der sonst drohenden intellektuellen Überwältigung genug Ausgleichendes entgegensetzen.

Andauernd begleitet uns ein Wechsel von Entstehen und Vergehen. Ein Anknüpfen an Geburtskräfte hat das ganze Leben hindurch stattzufinden. Im Zuge des Bewußtwerdens und Alterns greifen ansonsten die Abbauprozesse ständig mehr um sich.
Desto wichtiger wird ein gezieltes schöpferisches Anknüpfen an das, was übers Geborensein hinausreicht. Es ist zugleich dasjenige, wodurch sich irdisch Absterbendes in uns eingrenzen und wieder überwinden läßt.
Zuviel bloß vegetative Lebendigkeit schläfert eher ein. Da ist eine pflanzenhafte Intelligenz am Werke, die nicht überschießen soll. Sonst wuchert eher etwas in uns.
Dann ist auch mehr animalische Triebhaftigkeit am Werke. Bei den Tieren bleibt diese meist gut in ein Gruppengeschehen eingebunden. Beim Menschen kann eher etwas vereinseitigt sein. Eine egoistische Entstellung resultiert daraus. Ziemlich erniedrigende oder gar vernichtende Absichten mischen sich mitunter ein. Bis zum Massentöten kann solches reichen.
Mit wirklicher ichhafter Geistigkeit hat dies nichts zu tun. Sie verhält sich souverän und besonnen.
Am Mineralischen können wir erwachen, durch Pflanzliches uns erholen, über Tierhaftes voranschreiten und durchs Ich alles krönen. So zeigt sich wahre Menschenwürde im Einklang mit den Naturbedingungen – letztere nicht verleugnend, vielmehr gut einbeziehend.
Mineralverwandtes bekommen wir vor allem durch unseren Kopf zu spüren. Er neigt am meisten zu Erdverfahrenheiten hin. Jedoch läßt sich auch klarste Denkhelligkeit dem abringen.
Pflanzenähnliches rhythmisches Strömen ist der Herzregion in uns nahe. Dem verdanken wir einen beständigen Fluß neuen Belebtwerdens.
Und über die Glieder ist bewegte Tiernähe integriert. Das trägt uns den ganzen Biographieverlauf hindurch weiter voran.

Ununterbrochen muß Naturhaftes aus uns herausgesetzt werden. Parallel dazu ist aufzunehmen, was uns weiterbringen kann.
Geistig-seelisch darf nichts stagnieren. Solches kann sonst auch das eigene Innere zu sehr verhärten.
Deshalb bedarf es wieder der Geste eines Loslassens und Abgebens, damit keine allzu erstarrenden Tendenzen vorherrschen. Wir dürfen uns auch nicht komplett an Außeneindrücke ausliefern. Hier muß ebenfalls wieder innegehalten werden, damit eine Rückbesinnung aufs eigene Wesen stattzufinden vermag. Ein atmendes Pendeln kann das sein.
Wie überhaupt so vieles bei unserem Wesen! Der Atem selber ist eine Variante hiervon. Ebenso jede Sinneserfahrung! Wo wir seelisch auch von uns wegkommen und neu zurückfinden.
Des Weiteren das Einschlafen, mit dem Herausgehobensein aus sinneshaften Weltbezügen. Um manchmal fast wie neugeboren ins folgende Tageswirken hinein zu erwachen!
Bis uns dieses abends erschöpft. So daß es wiederum ein nächstes Sich-Ablösen braucht, weil andernfalls die irdischen Abbauwirkungen zu sehr überwältigen.
Und in noch größerem Maße trifft dies für unser Gesamtleben zu. In ihm stellen sich häufig Überforderungen oder einseitige Verstricktheiten ein.
Wir müßten uns völlig aufzehrend ans Sinnesdasein verlieren, wenn nicht wieder ein Sich-Trennen von der äußeren Leibesverhaftung eintreten könnte. Der oft allzu sehr gefürchtete Tod ist eigentlich eine Rettung.
Das Sterben holt uns aus einer zu massiven Stoffesgebundenheit heraus. Es erlaubt eine Umwendung und den späteren Neueinstieg ins irdische Fortentwickeln.
Sehr wohl anknüpfend an Früheres, aber unter stark gewandelten Voraussetzungen. Um das Einstige unter anderen Bedingungen aufzugreifen und weiterzuführen!

Daß wir selber kein unbeschriebenes Blatt sind, kommt ja meist am eindeutigsten heraus, wenn wir uns intensiver einlassen auf zwischenmenschliche Angelegenheiten und Weiterentwicklungsanliegen. Dann zeigt sich manches Unaufgearbeitete.
Jeder Mensch bringt zwar ein schönes Offensein mit ins Leben hinein, aber auch einiges Gegensätzliche oder gar Widerspenstige. Mit einer schattengleichen Seelenbegleitung hat dies zu tun, die auch als Doppelgänger bekannt ist.
Eine schicksalshafte Vorgeprägtheit hängt damit zusammen, durch die ganz bestimmte Verhaltensmuster zu uns gehören. Diese sind oft nur sehr zäh zu verändern.
Eindringlichere Begegnungen können recht schwierig werden, weil doppelgängerhafte Belastetheit hereinspielen mag. Durch niederziehende materialistische Zeitumstände nimmt das häufig noch zu.
Sowohl äußerlich als auch von innen her gerät die Seele sodann unter Druck. Stärker denn je sieht sie sich mit Schattenkräften konfrontiert.
Wohl hat dies seine Notwendigkeit, denn wir sollen daran erwachen und ausgleichende seelische Impulse zur Entfaltung bringen.
Gerade deshalb dürfen wir jedoch nicht nur auf Dunkles im eigenen Inneren oder zwischen uns und andere Menschen fixiert sein. Vielmehr gilt es desto klarer einzubeziehen, was solche Doppelgängertendenzen ans Licht hebt und anschaubar macht. Es gehören nicht nur dunkle Erdenfesseln zu uns. Schon allein die Befähigung zum Anblicken all der doppelgängerischen Schattenbezüge bezeugt, daß auch etwas Lichtvoll-Überirdisches zur eigenen Existenz gehört.
Sonst könnten wir nicht all das zur Kenntnis nehmen, was uns bedrängen und von einem ausgewogenen Voranschreiten abbringen will. Unbefangenes Durchschauen hiervon erlaubt bereits den Einstieg in ein besseres Weiterentwickeln.

Indem wir an dem erwachen, was sich uns in den Weg stellen möchte, stärken sich bereits Kräfte des eigenen Selbstwerdens. Je ruhiger oder friedlicher das zu akzeptieren ist, desto weniger kann uns negativ überwältigen.
Vielmehr vermögen wir unser Ich um so besser zu festigen an doppelgängerischen Widrigkeiten. Diese verleiten zu mancherlei, das uns nur scheinbar befriedigt. Vor allem aber lenkt dies von den Mühen der weiteren eigenen Wesensstabilisierung ab.
Letzteres verlangt ein zuweilen richtig leidvolles Standhalten gegenüber irgendwelchen verführerischen Ablenkungen. Falls wir uns davon nicht vereinnahmen lassen, wächst ein besseres inneres Stehvermögen heran.
Der Doppelgänger drängt eher zu dem, was uns unbeherrscht und fremdgesteuert macht. Doch wenn es gelingt, dem nicht ohne weiteres zu folgen, kann ein echteres oder intensiveres Eigenwollen sich heranbilden.
Wie durch ein Nichts ist immer wieder zu schreiten. Wir spüren, daß etwas uns verlockt. Aber dem wird gerade nicht mehr instinktiv nachgegeben.
Sondern wir entwickeln ein fragendes Verhältnis uns gegenüber. Was ist überhaupt sinnvoll und wie läßt sich freier mit demjenigen umgehen, das sich in uns selber regt oder von außen her begegnet?
Entscheidend ist stets, einen inneren Spielraum zu gewinnen oder aufzubauen. Dann läßt sich ausgewogener und gesünder auf alle uns entgegentretenden Ereignisse reagieren.
Am meisten gilt dies schon für Gedankenprozesse, die zwar auf Grundlage der Gehirnabläufe stattfinden. Das richtige anschauliche Bewußtwerden hiervon erlaubt jedoch ein innerliches Zurücktreten und zugleich Sich-Erheben darüber.
Dadurch können wir selbständiger ins Gedankenweben eingreifen. Bloß organische Abläufe werden zurückgedrängt, um sich davon zu emanzipieren.

Aus zunehmender geistig-seelischer Unabhängigkeit können wir zu einer besseren Selbstbestimmung gelangen. Die gedankliche Emanzipation erlaubt ein stets freieres Entscheiden.
Ein Hin- und Herwogen der Gefühle kann sodann desto gelassener akzeptiert werden. Diese gestatten eine heilsamere Beurteilung irgendwelcher Geschehnisse, welche von immer neuen Seiten aus betrachtet werden müssen.
Nur so sind wir in der Lage zu einer umfassenden Einschätzung. Möglichst vielfältige Gefühlsbotschaften können uns hier unterstützen.
Um noch intensiver an dem teilzunehmen, was uns umgibt, bedarf es eines lebendigen Willensgespürs. Dieses tastet gewissermaßen innerlich ab, wie ein bestmögliches Sich-Einlassen auf äußere Situationen stattfinden könnte.
Solches leitet hin zu geeigneten Folgerungen. Aufgrund von ihnen sind wir imstande, in passender Weise uns handelnd einzubringen in äußere Angelegenheiten.
Sobald es zu einem Willensakt gekommen ist, gilt es wieder die Auswirkungen abzuspüren. Worauf ein besseres Sich-Abstimmen mit sonstigen Abläufen und insbesondere den Bestrebungen anderer Menschen gelingen kann!

Sehr wohl mag es nötig sein, an eigenen Anliegen ganz energisch dranzubleiben und diese ausdauernd weiterzuverfolgen. Auch wenn uns mancher Widerstand entgegentritt! An diesem kann die eigene Willensaktivität wachsen oder überhaupt erst intensiver gedeihen.
Jedoch ist es genauso wichtig, bereit zu sein zum Überprüfen des eigenen Vorgehens. Und zum wachen Berücksichtigen dessen, was anderswo sich vollzieht!
Immer neu treten hierbei Engpässe oder Nullpunkte auf, wo ungewiß ist, wie etwas sich fortsetzen soll. Das mag zunächst wie ein Stehen in einer Leere erscheinen. So kann dennoch eine

freie Beweglichkeit im Verhältnis zur Umwelt aufrechterhalten bleiben.
Stets ist die Bereitschaft wesentlicht sich von dem zu lösen, was unfruchtbar oder allzu belastend sein könnte. Aus dem schöpferischen Wechselspiel zwischen Voranschreiten und Innehalten erwächst die Kraft des Weiterentwickelns.
Das Ich als Grundlage eigenen Menschentums gelangt hierbei zur eigentlichen Entfaltung. Es ist Tor des Sich-Öffnens zur Welt hin und zugleich das Organ, durch welches wir unsere eigenen Anliegen einzubringen vermögen in alles sonstige Geschehen.
Einerseits ist das eine mehr empfangende Geste. In einer möglichst offenen Haltung gilt es dem zu begegnen, was sich um uns kundgibt.
Zum anderen muß jedoch auch gewährleistet bleiben, die passende Art des individuellen Verhaltens hierzu herauszufinden und auszuprobieren. Dann ist die genügende Selbständigkeit gewahrt.
Um das Seelenleben ausgewogen heranzubilden, braucht es zweierlei: Sowohl eine hingebungsvolle Empfänglichkeit ist nötig als auch ein entschiedenes Selbstbehaupten.
Dazwischen wäre eine kindlich-kreative Seelenbewegtheit aufrechtzuerhalten. Im Atemprozeß ist solches längst angelegt.
Ohne diesen beschwingten Ausgleich wäre es binnen Minuten aus mit unserem Leben. Die Seele darf sich dem atmenden Wechsel anschließen und kann solch eine Rhythmizität in sonstige Betätigungen hineinbringen.
Auf innerlich tanzend-spielerische Weise können wir uns heilsam durchs Dasein bewegen. Stets gilt es mit Impulsen eines schöpferischen Erneuerns verbunden zu bleiben oder sie weiterzutragen.
Im Denken holen wir aus. Damit kann die Seele bis in kosmische Höhen hinaufragen.

Der Wille vermag ins Erdgeschehen einzugreifen. Er kann dieses so umgestalten, daß es den weiteren Zukunftswegen im Zusammenhang mit einer uns begleitenden Natur zur Verfügung steht.
Allerdings nur, wenn auch mit anderen Menschen gut zusammengearbeitet wird. Dabei hilft der harmonisierende Gefühlsbereich.
Dieser soll nicht nur Fremdeinflüssen unterworfen sein, sonst raubt das uns die Eigenkräfte. Doch wir dürfen keinesfalls zu sehr abgekapselt bloß um uns selber kreisen.
Auch das macht eher krank. Einzig im atmenden Gleichgewicht zwischen sich und der Welt bleibt unsere Seele gesund.
Ständig bedürfen wir befruchtender Neuanregungen von außen her. Sie müssen aber auch im Innern genug verdaut werden.
Schon für die Erhaltung der körperlichen Abwehr – unsere sogenannte Immunität – ist wesentlich, daß Fremdeinflüsse immer wieder überwunden werden. Durchaus bedarf es deswegen eines gewissen Herausgefordertseins.
Zwar mag einiges uns zusetzen. Jedoch darf dies nicht zuviel werden, damit es sich gut verarbeiten läßt.
Zuwenig Auseinandersetzung mit der Welt mag ebenso Nachteile haben. Schon das Immunsystem kann sich dann nicht genug ausbilden. Wir sind krankheitsanfälliger.
Ähnliches gilt auf mehr geistig-seelischer Ebene. Auch da bedarf es genügender Eindrücke von außen her, ohne daß uns das überwältigt. Vielmehr müssen wir alles ausgleichen können.
Fremdes wird sozusagen auseinandergenommen, so daß wir uns selber gut behaupten können. Dadurch ist erst die richtige Eigenständigkeit zu bewahren.
Sehr wohl also sich der Welt hingeben. Anders kann sie uns nicht vertraut werden.
Daraufhin braucht es wieder Phasen des Sich-Zurücknehmens und inneren Regenerierens. Jede Einseitigkeit hingegen kann

mit Erkrankungstendenzen verbunden sein – falls wir uns nach außen verlieren oder allzu sehr isoliert sind.
Gewiß stellt der Mensch eine kleine Welt für sich dar. Diese kann nur zu einem gesunden Entfalten gelangen, wenn ein ausreichender Austausch geschieht mit Begebenheiten um sie herum.
Gleich einer eigenen werdenden Natur ist das, was jeder von uns im Inneren trägt. Allerdings mag vieles unfruchtbar bleiben, wenn nicht zugleich genügend Anregungen aus dem sozialen Umkreis hinzutreten.
Keine Pflanze gedeiht ohne Boden, Wasser, Luft, Wärme oder Licht! Und alles in einem passenden Verhältnis zueinander.
Im Unterschied dazu können wir aktiver wählen, was an uns herankommt. Manches läßt sich mit unterstützen beziehungsweise wieder mäßigen oder ziemlich meiden.
Ja, das gehört unbedingt zu einer förderlichen Seelenentfaltung dazu, daß wir suchend sowie auch wählerisch sind in bezug auf das Entgegentretende. Nicht weniges ist sogar entschieden abzuwehren, weil es uns überwältigen und der eigenen Seele schaden kann. Ein aufmerksames und sehr flexibles Geschick gilt es zu entwickeln im Umgang mit Außeneinflüssen. Desto erfreulicher kann dann das eigene Seelenleben gedeihen.
Wir brauchen niemals passiv hinzunehmen, was die Umwelt uns zu bieten hat. Vielmehr ist dem nachzuforschen oder sogar zu verstärken, was eine günstige Auswirkung hat aufs innere Weiterkommen.
Wo wir hingegen eine Beeinträchtigung oder gar ein Angegriffensein verspüren, das wäre einzuschränken, ja eventuell abzuwehren. Sonst könnte manches bei uns aus der Balance geraten oder sogar fremdbeherrscht werden.
Kein schwarzer, abgeschlossener Kasten ist unser Inneres. In gewisser Hinsicht ist es das sensibelste Organ der Welt überhaupt.

So offen, daß es im Grunde an allem beteiligt zu sein vermag, was sich irgendwo abspielt! Dennoch auch stets in Gefahr, von bestimmten Eindrücken attackiert oder geradezu wie aufgefressen zu sein!
Recht behutsam sollte dem nachgespürt werden, was sich uns nähern will, so dass kein Entstellen davon stattfindet. Wenn etwas jedoch übermächtig auftrumpft und uns vereinnahmen möchte, gilt es sich zu schützen oder gar ein Abwehren einzuleiten – energisch, aber trotzdem auch besonnen.
Ansonsten steigern wir uns noch in negativeTendenzen hinein! Viel besser wäre, nach ausgleichenden Kräften zu suchen – damit sich das eigene Seelenleben wieder stabilisiert.
Lichtvolles Interesse ist es, das unser Denken begleiten und ihm förderliche Anregungen zuleiten kann. Ein seelisches Sich-Weiten ist dadurch möglich.
Sobald etwas zu unklar oder gar düster erscheint, wäre eher Verzicht anzuraten. Andernfalls drohen dunkle Schattenimpulse in uns einzuziehen, ja sich geradezu im eigenen Inneren festzukrallen.
Das Empfinden soll von warmer Zuwendung begleitet sein. Wo etwas die Seele zu hitzig erregt, schwächt das ebenso wie wenn einem zuviel Gefühlskälte begegnet.
Immer neu muß ein lebendiges Zuwenden zur Welt angestrebt sein. Auch damit der Wille nicht zu sehr in einer Laschheit verbleibt!
Wir dürfen aber keinen allzu einseitigen Ausrichtungen anheimfallen. Dies droht uns willensmäßig zu verhärten.
Am besten gedeiht das seelische Leben durch rhythmische Abwechslung. Ständig sind wir auf wertvolle Anregungen aus der Umgebung angewiesen. Nichts aber darf zu massiv auf uns eindringen oder gar sich ins Innere wie hineinfressen.
Solches macht ebenso krank wie ein unfreies Ausgeliefertsein an zu heftige Außeneinflüsse. Vor allem das Denken kann mit-

helfen, weil es weit über all das hinausreicht, was sich an Sinneserfahrungen darbietet.
Es hat mit dem Ursprünglichen von uns, ja der Welt insgesamt zu tun. Denkend können wir stets mit an jener lebendigen Geistigkeit beteiligt sein, welcher die Schöpfung insgesamt entstammt.

Was das Schaffende des Kosmos selber ist, zu dem kann uns das eigene Denkvermögen hintragen. Wenn dieses sich intensiv genug erfaßt!
Mittels denkerischer Beweglichkeit können wir mit dem verbunden sein, was vor unsere Geburt zurückleitet. Eine reine überzeitliche Lichtwelt ist es, woraus alles hervorgebracht wurde.
Insbesondere im kleinen Kind ist diese in einer Nachwirkung spürbar. Aber auch in der Lichthaftigkeit unseres Denkens, sofern wir das klar genug anschauen.
Wenn das eigene Ich bewußt zu sich erwacht, öffnen wir uns für etwas Überzeitliches. Wir können das Selbst im reinen Geisteslicht, ja als dieses erblicken.
Umgekehrt entfaltet sich unser Wille in der Begegnung mit Erdenwiderständen. Und er kann diese wieder überschreiten lernen.
Jedesmal, wenn das geschieht und wir etwas von einer Erdenträgheit besiegen, bildet sich keimhaft heraus, was über die Todesschwelle leitet. Der Willensakt löst uns von der Materiestarre und erzeugt ein Geöffnetsein für neues Zukunftswerden.
Ein Überwinden des Ersterbenden und von Schwermacht wird vollzogen. Wenn wir Willenskräfte aktivieren, helfen sie uns, vom Stoffesgebundensein freizukommen.
Innere Lichthaftigkeit weist auf vorgeburtliche Herkunft. Im kleinen Kind leuchtet diese nach – aber auch weiter bei allem, was aus ichbewußter innerer Besonnenheit vollzogen wird.

Letztere ist im späteren Verlauf des Lebens stets wichtiger, damit nicht äußere Dunkelschwere uns im Griff hat. Vielmehr können wir geistig-seelisch daran allmählich wachsen und Willensstärke erringen, so daß Ersterbendes immer überschreitbarer wird.

Bei intensiver Selbstbeobachtung wird sogar deutlich: Den Willen holen wir stets neu in uns herein. Dies geschieht zum Beispiel schon beim Sich-Erheben in die Aufrechte.

Was wir Wille nennen, kommt von jenseits des Todes. Obschon zunächst neu in uns aufkeimend, finden wir darin den Schlüssel zum Überwinden des Sterbens.

Ein Entfalten von dem findet im Willensbetätigen statt, was über Vergängliches hinausleitet. Den Erdenwiderständen wird abgerungen, was die Schwelle des Todes öffnet.

Bereits im Leben ist jedem Menschen etwas innewohnend, das ihn aus dem irdisch Verfallenden entläßt. Unsere lebendige Gestalt bleibt erhalten, obwohl ein fortwährender Stoffesaustausch auch bis in die vermeintlich festesten Knochen sich vollzieht.

Nach einer Reihe von Jahren ist auch keine einzige Substanz mehr dieselbe in uns. Doch wir sind nicht ausgewechselt, sondern mehr zu uns gekommen.

Insofern ist uns das Sterben geradezu gnädig. Es beseitigt mit der Zeit, was nicht tiefer zu uns gehört. Zunehmen dagegen kann, was wahres Selbstsein ist – oder echte Ichheit.

Als ein gesteigertes Sich-Finden kann somit die Todesbewältigung beschrieben werden. Andauernd wird das Leben über abgestreift, was nicht richtig zu uns gehört.

Mit einem Freiwerden von Vergangenheitsfesseln hat all dies zu tun, was ein Sich-Lösen von Starrewirkungen gestattet. Entschwinden darf alles nicht richtig zu uns Gehörende.

Steigern hingegen sollen wir die echte Ich-Kraft. Sie entwickelt sich aus dem Bewältigen von Abbauwirkungen.

Im Erdenleben hält uns das Tote zusammen – bis ins Knochensystem hinein. Dennoch begleitet einen hierbei die gestrenge Mahnung: Das alles ist hinfällig.
Es sei denn, du entringst ihm, was dich geistig genug weckt und kräftigt! So daß dein Wesen allmählich größere Beständigkeit erwirbt.
Anstatt dich ans Absterbende zu verlieren! Letzteres muß sich wieder von uns trennen.
Bestehen bleiben kann nur, was zum wahren Selbst gehört. Diesem stets größere und unzerstörbarere Realität zu verleihen, deshalb sind wir hier auf Erden.
Solange gilt es wiederzukehren, bis alles nicht mit unserer Identität tiefer Übereinstimmende gewandelt ist! Um des Eroberns einer freien Individualitätsfortdauer willen machen wir die irdischen Strapazen durch.
Beständig gediegener gilt es einzuverweben, was unser eigenes Unsterblichkeitswesen ist. Dem Vergänglichen haben wir das Weiterführende stets intensiver abzugewinnen.
Der Leib setzt Grenzen, damit wir uns im Geist besser behaupten. An körperlichen Schranken stößt die Seele auf, gewahrt sich selbst und kann Geistiges immer bewußter einbeziehen.
Bis wir irgendwann darin voll gründen. Und nichts in der Welt uns davon abbringen kann, weder Sinnlich-Niederziehendes noch allzu hübsche scheinspirituelle Verlockungen.
Beides würde einen Selbstverlust auslösen. Deshalb müssen wir uns zum einen hüten von aller einseitigen Bindung an Irdisch-Äußerliches. Das legt der Seele sonst geradezu Fesseln an.
Zum anderen darf sie sich nicht schwärmerisch verlieren an scheinbar allzu beseligende Geistesgefilde. Das schwächt sie erst recht gegenüber den Erdenherausforderungen.
Nur im stetigen Wachsen daran können die eigentlichen Selbstheitskräfte sich steigern. Unser Seelisches soll eine Wei-

tung erfahren, ohne jedoch das Ich als ihr eigentliches Zentrum aufzugeben.

„So ist es zu verstehen: die Seele ist das Gottesreich.“ Dies hat Meister Eckehart als höchste Versprechung formuliert.

Bis in kosmische Weiten können wir unser Wesen stets mehr offenhalten. Aber zugleich auch schützen, was wir als Kern unserer selbst mittels innerer Festigung errungen haben.

Bewahrt werden so Früchte der Erdenmühen. Und es erschließt sich eine desto reichere Weltallzukunft.

Mühsames Ringen mit Schattenkräften

Von vielfältigsten Veranlagungen und Möglichkeiten ist der Mensch begleitet. Aus allen Weltgebieten wurde etwas beigetragen zum Werden unseres Wesens.
Dieses kann dennoch in Vereinseitigungen hineingeraten und dermaßen vom eigenen Weg abkommen, daß nicht nur vieles von unserer Entwicklung mißrät. Vielmehr mag auch ein Fortgang der ganzen Erde vereitelt sein.
Bis in den eigenen Wesenskern hinein kann das einen treffen und erschüttern. Denn jeder von uns birgt einen tiefen Weltbezug, ja ist selber als Individualität daraus hervorgehend.
Deshalb kann der Mensch sich als Ich erfahren, weil er etwas wie ein zusammengezogenes All darstellt. Und es hinterließen sämtliche Entwicklungen, welche in der Welt geschahen, auch Spuren in uns.
Bereits dies kann einen aus aller Gleichgültigkeit herausreißen und zu einem gewandelten Bewußtsein führen. Dann ist schon ein Stück Weltveränderung im Gange.
Eine richtiggehende Meditation kann dies werden: In meinem Ich west ein verdichteter Kosmos. Dadurch wacht der Mensch mehr zu sich auf und kann das Selbst-Erleben unermüdlich vertiefen, so daß es Bestand hat im Zukunftsgedeihen.
Von dem eigenen Ich aus wird wieder aufs Weltgeschehen zurückgewirkt. Das ist die andere Richtung: von sich zum All.
Dazwischen webt eine fühlende Verbundenheit. Sie vermittelt zwischen uns und der Welt. Mancher hängt eher zu stark am Eigenwesen fest, bis ins Bedrängende. Jedoch kann die Seele

sich neu öffnen für erhebende Begegnungen, welche sie weiterbringen.

Mich stets stärker als individuelles Freiheitswesen zu erfahren, das gehört zur größten Errungenschaft aus dem bisherigen Weltenwerden. Mag auch viel Bitteres oder Schwieriges durchzumachen gewesen sein: Die damit verquickten Leidensprozesse haben beigetragen, daß ich jetzt als einzigartiges Individuum weiterschreiten kann.

Welches sich jedoch nicht völlig abkapseln dürfte, weil es dann nur noch in Problemen versinkt! Auch sollten persönliche Interessen nicht zu sehr übertrieben und über anderes gestellt werden.

Sonst gefährden Einzelne nicht nur sich, sondern das Gelingen des Schöpfungsprozesses insgesamt. Denn das größte Experiment der Welt ist diese selber!

Nur wenn wir ständig noch offener werden für umfassendere Belange, kann es gut weitergehen mit der Erdenschöpfung. Auf anderweitig Existierendes ist immer besser Rücksicht zu nehmen und ein stets passenderes Einvernehmen anzustreben.

Andernfalls belasten wir auch uns immer mehr. Ein akzeptables eigenes Vorankommen ist undenkbar ohne ein hilfreiches Verhältnis zu dem, was sich sonst noch entwickelt.

Nichts kann von allein gedeihen. Und nicht nur im eigenen Organismus sind die Einzelbereiche auf einen einigermaßen stimmigen Einklang zueinander angewiesen.

Solches trifft auch auf die Gesamtwelt zu. Das menschliche Wesen ist ein Abbild des großen Ganzen.

Wohl kann unser Individuelles stets mehr eine Welt für sich sein. Aber trotzdem gilt, daß wir uns ins Einvernehmen zu setzen haben mit den weiteren Schöpfungsabläufen.

Wenn etwas irgendwo geschwächt und angegriffen ist, sollten wir auch dafür unterstützend wirken. Ansonsten mag dies bald zu einer Selbstbelastung führen.

Weil eben tiefer betrachtet alles zusammenhängt! Langfristig gesehen gilt sogar am meisten: Was ich für Fremdes tue, ist auch für mich vollzogen.
Vermehrt können wir uns gegenseitig besser voranbringen. Zudem trifft jeder mal auf Situationen, wo allein kein Weiterkommen gelingt.
Hoffentlich sind andere Individuen bis dahin ausreichend gefördert worden: So daß sie uns desto wertvoller unterstützen können! Ein freiheitliches gegenseitiges Begleiten kann zum größten Glück für uns werden. Wenn früh genug damit begonnen wurde, mag auch Ausreichendes in eigenen Notlagen zurückkehren.
Eventuell sogar viel intensiver, als wir uns das hätten vorstellen mögen! Aus gekonnten kleinen Anregungen kann Beachtliches hervorwachsen.
Wie ja aus einem kleinen Samen eine riesige Baumgestalt sich ergeben kann. Sofern er zum rechten Moment an einem günstigen Platz in die Erde gelangte – und vielleicht noch weitere moderate Förderungsmaßnahmen erfolgten!
Reiche Freiheitsmöglichkeiten birgt jede werdende Menschenindividualität trotz oder wegen manchem Ungenügen in sich. Gerade da, wo wir bestimmte Mängel verspüren, kann vielleicht das Wertvollste noch gedeihen.
Jedoch bleibt es unverzichtbar, die freie Entfaltung schon beim Kind sozial abzusichern. Die bedeutsamsten Chancen fürs persönliche Voranschreiten und einen späteren Einsatz für gemeinsame Ziele sind sonst vielleicht unterbunden.
Unser höheres, erst im keimhaften Werden sich befindendes Selbst bedarf des Begleitetwerdens durch Menschen im Umkreis. Nur dann kann es besser oder überhaupt erst zur Entfaltung gelangen.
Weil wir noch so unfertig sind, mag sich auch recht Widerliches in unserer seelischen Unterwelt ausbreiten. Ein einiger-

maßen stimmiges Betrachten hiervon bedarf nicht weniger Hinweise durch Außenstehende, die häufig weit eher davon erschüttert sein können.
Deren Zuwendung ist trotz Unannehmlichkeiten bitter nötig. Allein wären wir gar nicht fähig, eigene Dunkelkräfte angemessen zu bewältigen. Die seelischen Schattenanteile in uns können sehr tückisch sein.
Düstere Erdenanbindungen sind dies, welche bereits in junge Menschen hineinfahren und lostoben mögen. Ziemlich schlechte Gewohnheiten können damit bald verquickt sein und ein befremdliches Eigenleben in einem führen.
Deshalb darf durchaus von einem Doppelgänger gesprochen werden. Der kann in extremen Situationen eines Überfordertseins oder allzu unbesonnener seelischer Lockerheit aus einem hervorbrechen.
Was sehr erschrecken und ziemliche Niedergeschlagenheit hervorrufen mag. Der Seelenschatten kann sich geradezu gegen einen auflehnen.
Nichtsdestoweniger hat all dies auch seinen guten Sinn. Weil wir zu gerne von seelischen Höhenflügen träumen oder uns gar an sie verlieren, braucht es auch ein Korrektiv hierzu. Meist holt eine trübe Pein den Einzelnen wieder heftig ein.
Er wird mit dem konfrontiert, was von Urzeiten her mit uns an Erdverstrickungen verbandelt ist. Das läßt sich nicht mit einem Schlag loskriegen.

Ein mühevoller Wandelweg ist angesagt. Der bleibt niemandem erspart.
Dennoch läßt sich dieser stets mehr bejahen, weil Lichtesdimensionen unserer selbst deshalb auch besser eingebunden werden können. Sie verlieren ihre Flüchtigkeit.
Aber es bleibt das ein langes schwankendes Ringen. Sozusagen die normale Stimmungsschaukel.

Mal sind wir ganz beschwingt, ja wie beflügelt. Doch muß sich nur eine kleine heikle Reibung mit irgendjemand dazwischenschieben. Schon rast etwas gleich einem inneren Aufzug in die Tiefe. Man möchte vor Scham am liebsten wie in den Boden versinken. Auch im Zwischenmenschlichen hat die doppelgängerische Dynamik ihre Bedeutung. Sobald sich etwas zu sehr ins eigene Wesen einmischt oder wir umgekehrt die Grenzen zum Seelischen anderer hin leichtfertig und unachtsam überschreiten, erfolgt eine Gegenwehr.

Soziale Schwellensituationen sind das, wodurch viel Verletzendes auftreten kann. Oder woraus nicht wenig Streit resultiert. Es sei denn, wir nehmen uns wieder genügend zurück und tasten vorsichtig ab, wie sich angemessener reagieren läßt.

Statt das Doppelgängergeschehen zu ignorieren oder gar erst recht aufzutrumpfen. Das erzeugt nur neue Ärgernisse!

Nicht loszuziehen wäre dagegen, vielmehr eine gewisse Akzeptanz zu entwickeln. Etwas wie ein Hüten von schwellenhaften Bereichen ist anzustreben, sowohl im Hinblick auf Mitmenschen als auch aufs eigene Wesen.

Wir mögen zwar stets neu zurückgewiesen sein, können uns jedoch mehr des eigentlichen Selbst bewußt werden. Das weitere Verhalten läßt sich in größerer Bewußtheit gestalten.

Mit der Zeit ist nicht nur die eigene innere Mitte besser zu bewahren, sondern eine solche auch immer mehr in bezug auf anderweitiges Begegnen. Aus dem Erkennen der doppelgängerischen Irritationen kann auf längere Sicht ein gekonnterer Umgang mit ihnen resultieren.

Solange wir das Schattenhafte mißachten oder sogar bekämpfen, wird dieses noch widerspenstiger. Es gleicht mitunter einem sowieso bereits mit kochenden Inhalten gefüllter Topf.

Wenn der zusätzlich erhitzt und der Deckel fester geschlossen wird, kommt es eventuell zur wüstesten Explosion. Zumindest reagieren zahlreiche Menschen stets noch gereizter.

Bei größeren Gruppierungen kann dies bis zum Massenaufruhr reichen. Mitunter hat das destruktivste Konsequenzen.
Schon wenn über den Deckel regelmäßig Dampf abgelassen wird – sprich genug Leute ihr Unbehagen auch offen äußern dürfen –, kann das schlimme Ausbrüche verhindern. Noch besser ist, zu kreativeren sozialen Handlungsweisen voranzuschreiten.
Was sich ungut anzustauen droht, kann ins Positive gewendet werden. Wir sollten überhaupt wegkommen vom viel zu simplen Topfmodell von der menschlichen Seele.
Viel attraktiver und zukunftswürdiger ist ein Blütenmodell. Der Körper selber dient als keuscher Kelch und nicht wie ein alles ansammelnder Kasten.
Gleich einer Blüte kann das Seelische sich zur Umwelt hin entfalten, diese bereichern und neue Entwicklungsanstöße aufnehmen. Aber auch bis in höchste Geistgefilde sollte ein Offensein gelingen.
Förderliche Befruchtungsakte geschehen dann über die Herzregion. Erlebende Gedanken sowie beeindruckende Gefühle begegenen sich dort, um voranbringende Willensimpulse zu gebären.
Ähnlich wie beim Atem braucht es seelisch stets wieder ein Zusammengezogensein. Das hat Johann Wolfgang Goethe einzigartig charakterisiert: Danke Gott, wenn er dich preßt.
Um so schöner dann auch die folgende Umkehr: wenn er uns wieder entläßt!
Nach der Anspannung folgt eine Gelöstheit. Und im sich abwechselnden Rhythmus zieht Belebendes ein.
Desto befreiter dürfen wir uns empfinden. Das jeweilige Verdichtungsgeschehen hilft, daß sich auch überwinden laßt, was an Unpassendem angesammelt wurde.
Zum Seelischen gehört ein ständiges Werden. Zuviel Stillstand mag Pein bereiten. Richtig wohl fühlen können wir uns nur in

einem fortgesetzten Pendelprozeß – herein, hinaus und so stets weiter. Noch passender formuliert, ist dies ein Seelentanz. Wir schwingen uns auf zu einer Himmelsannäherung und sind wieder froh übers verdichtende Zu-sich-Kommen.
Weit breitet die Seele ihre Fittiche aus. Belebende Anregungen aus der Naturwelt, vom menschlichen Umkreis und bis aus kosmischen Geistesregionen gilt es zu empfangen!
Das Aufgenommene verbindet sich mit der eigenen Erfahrungwelt. Diese unterliegt einem stetigen Wandel.
Welcher möglichst ausgewogen ablaufen sollte! Fremde Einflüsse sollen uns nicht allzu massiv überwältigen. Wir dürfen sie auch nicht zu sehr entstellen.
Ohne beständige Anregungen von außen kommt der Mensch nicht voran. Er muß Empfangenes auch genügend verarbeiten beziehungsweise abwehren oder aussondern, was seinem Wesen nicht angemessen ist.
Genauso sollten wir stets achtsamer sein hinsichtlich dessen, was von uns aus auf die Umgebung wirkt. Sonst können sich massive Schädigungen etwa durch ungestümen Gebrauch technischer Mittel ergeben.
Unter einer belasteten Umwelt leiden wir auch wieder erheblich. Unsere Seele ist nicht abgesondert vom übrigen Geschehen, sondern lebt in allem mit, was sich um sie herum abspielt.
Im eigenen Wesen kann bereits viel Belastetes stecken. Dies hat nicht nur mit schwierigen Erfahrungen beim Heranwachsen zu tun. Manches reicht bis in verschiedene vorherige Inkarnationen zurück.
Steigt das zu abrupt und intensiv hoch, kann es wörtlich verstanden umwerfende Folgen haben. Sei es, daß wir selber wie aus der Lebensbahn geschleudert sind. Oder einiges bringt auch noch anderweitige Verhältnisse durcheinander.
Wir haben nicht nur eine bestimmte körperliche Beschaffenheit – die bereits sehr beeinflußt sein kann aus früheren Ver-

körperungen. Auch was sich als geistig-seelische Konstitution bezeichnen läßt, ist aus einstigen Zeiten her mitgeprägt.
Und das gilt es nicht einfach nur auszuleben! Daran haben wir ganz energisch weiterzuarbeiten, schon durch eigenes Ausgleichsbemühen sowie auch mittels eines Austausches oder sogar Ringens mit anderen Personen.
Häufig ziehen wir jene Menschen an oder drängen zu denen hin, die mit unserer Vergangenheit zusammenhängen. Da sind meist intensive ausgleichende Anstrengungen vonnöten.
Trotzdem könnte nichts weisheitsvoller oder heilsamer sein als dies. Denn so kann eine Schicksalskorrektur geschehen und zurechtgerückt sein, was ehemals an Fehlverhalten vollzogen wurde. Seit alten Zeiten lief vieles auseinander. Nur deswegen konnten sich unterschiedlichste Entwicklungswege ausbilden.
Inzwischen wären überwiegend zusammenführende Tendenzen dran. Damit tun wir uns noch sehr schwer.
Häufig sind die Illusionen groß, daß alles dadurch bereits ins Gute gewendet wäre, indem ein Wiedertreffen geschieht. Zunächst treten eventuell richtig beseligende Empfindungen auf.
Beim stärkeren Sich-Einlassen aufeinander steigt jedoch mancherlei hoch, was ungelöst blieb aus vorherigen Leben. Das kann nicht wenig Aufruhr und Zwietracht erzeugen.
Es sei denn, wir bejahen genug, daß ein vielfaches Zurückgeworfensein sich zuträgt und stets neu anzusetzen ist. Bis die gegenseitigen Relationen stimmiger geworden sind!
Gelangt ein Mißklang beim – tiefer gesehen durchaus ersehnten – Wiederbegegnen zum Ausdruck, so wäre manches erst bei sich zu befrieden. Dann können wir uns adäquater auch auf den oder die Schicksalspartner einlassen.
Zu schnelles Sich-Verbandeln mag demgegenüber mitunter zwischenmenschlichen Sprengstoff erzeugen. Heftigster Streit kann entstehen, weil Unaufgearbeitetes allzu abrupt empordringt.

Dadurch zieht man sich gegenseitig nieder und landet in so etwas wie einem sozialen Sumpf. Was Halt geben könnte, scheint zu entschwinden. Ja, es werden oft noch schmutzigste Vorwürfe ausgeteilt.
Geradezu rettend kann eine besonnene Zurückhaltung sein. Am besten von mehreren Seiten her ausgeübt!
Unbeteiligtere sollten nicht noch schüren, was wie eine aufgewühlte Glut sein mag. Richtig helfen können neutralere Vermittlungsversuche. Und Bemühungen um ein besseres Einbeziehen von direkten Geisteshilfen! Schon im Schlaf baden wir ja in einem klärenden, uns bestärkenden Gotteslicht.
Manche Tagesreste sind zunächst mal abzustreifen. Damit wir zu friedvoller Ruhe finden und das Tor der Nacht sich weiter öffnen kann!
Träume zeigen einerseits, wie von bedrängenden Erdenwirkungen loszukommen ist. Zum anderen wird auch deutlich, welche Mühe damit verbunden sein kann, sich morgens neu einzustellen auf weltliche Aufgaben.
Zwischendurch dürfen wir von seelenbelebenden Himmelswassern trinken. Innere Frommheit oder auch meditative Bedächtigkeit kann das Bezogensein darauf unterstützen.
Wir haben es dann leichter, in den Geistesozean der Nacht einzutauchen und wieder gesammelt daraus zurückzukehren. Statt uns noch mehr zerrissen zu fühlen als zuvor!
Als ein himmlisches Ausatmen kann dies erfahren werden, wenn wir die Seele nächtens weiten. Und am Tag hat sich alles wieder zu komprimieren.
Was ebenfalls unverzichtbar ist! Nur so läßt sich die eigene Bewußtwerdung weiterentwickeln.
Sonst würden wir sprichwörtlich das nächtliche Begegnen mit den Gottesgeistern verschlafen. Aber wir haben auch tagsüber mit einer Fülle von naturhaften elementarischen Wesen zu schaffen.

Diese verträumen wir ebenfalls, wenn keine genügende spirituelle Besonnenheit erworben wird. Weckende Geistgedanken können für uns dafür aufgeschlossener machen.
Sowohl fürs kosmische Götterwirken als auch gegenüber der Geistigkeit hinter sämtlichen Erdengeschehnissen braucht es wache Aufmerksamkeit. Ferner sollte innigste Dankbarkeit für dieses doppelte mannigfaltigste Wesenswalten unser Fühlen begleiten. Dann mögen wir uns bis tief in den Willen hinein bekräftigt und erneuert empfinden.
Unsere Gedanken reichen bis in unbegrenzte Geistesreiche. Da lassen sich ganz unbeschadete Höhenflüge anstreben.
Im Willen hingegen ringen wir mit Erdentiefen. Das dadurch Weiterführende der Zukunft ist ihnen abgewonnen.
Dazwischen bewegt sich das Empfinden, welches ein heftiges Schwanken durchzuhalten hat. Gelingen kann sodann ein besseres Sich-Öffnen für den ganzen sozialen Umkreis.
Bisweilen stellt sich die enorme Aufgabe vom Beruhigen eines Seelensturmes. Regelmäßige geistige Ich-Besinnung kann hierbei dem Schaffen einer Friedensinsel in uns selber gleichen.
Kaum etwas Wichtigeres läßt sich denken. Das kann wieder befriedend auf die Welt ausstrahlen!
Sofern in unserem Vorstellen eine genügende Empfänglichkeit waltet, lassen sich Gottesgedanken einbeziehen und damit verwobene Weltenschöpferkräfte aufnehmen. Bis ins Tun hinein ist eine ermutigende Unterstützung zu erfahren.
Davon begleitet bleibt unser Willenshandeln, wenn wir die stets auch dazugehörenden Verantwortlichkeiten spüren. Eine universelle Geistgeführtheit steht uns so bis ins praktische Alltagsleben bei. Nicht nur die irdische Umgebung setzt uns häufig massiv zu. Auch bis ins Nachtgebiet kann sich ein schwieriges Umkämpftsein zeigen.
Von schrecklichen Unsicherheiten der inneren Existenz schrieb Franz Kafka darüber in seinen Tagebüchern. Deshalb

ist es desto unverzichtbarer, aufmerksam zu sein für ein übergeordnetes spirituelles Begleitetwerden.
Dessen bedürfen wir stets dringender, um vielfältigste innerliche und äußere Bedrängnisse zu bewältigen. Ja, es wird immer nötiger, da einen heilsamen Wandel hineinzutragen.
Über uns eine lichtvolle Himmelsfülle, unter uns ein schaffendes Leibesgewühl! Dazwischen heben und senken sich die Gezeiten des Menschen-Seelenlebens.
Bereits tagsüber gilt es sich jener geistig-kosmischen Bezüge genügend zu versichern, die wir jede Nacht aufsuchen. Nur dann ist gut zu überbrücken, was durch manche heftigen Träume heraufbranden will.
Insbesondere zum Aufwachen hin kann eine tolle Kellertheatervorstellung auftreten. Die Seele verbindet sich wieder stärker mit dem Leibe. Von dort sticht einiges an Turbulenz hervor. Die eigene Dunkelseite hat sich eventuell zu sehr aufgebläht und wäre wieder einzudämmen. Jedoch kann auch hinzutreten, daß wir uns im Voraus mit Zukunftssituationen befassen müssen. Im Vorfeld ist etwas davon sozusagen schon durchzuspielen. Zu Extremes läßt sich abschälen und Weiterführendes veranlagen.
Also nicht erschreckt sein wegen allerlei träumerischer Seelendynamik. Dann bilden sich zukünftige Befähigungen aus. Zudem ist noch viel umzuarbeiten von Wirksamkeiten aus vergangenen Zeiten.
Wir selber müssen uns außerdem tagsüber oft sehr begrenzen. Nachher tobt eine Traumszenerie los, übertreibt mitunter maßlos und hat doch eine heilsame Funktion. So daß es sich gerade von dem befreien läßt, was an zu einseitigen Tendenzen in der seelischen Schattenwelt rumort.
Letztere können wir nicht verneinen, auch wenn sie ziemlich Bizarres spiegelt. Weder übermäßig erschrecken sollte das noch uns zu sehr erregen.

Wer das nüchtern oder sogar mit einer gewissen Erheiterung anblickt, kann von unangenehmeren Verhaltensweisen kuriert sein. Das Bemerken von irgendwelchen Schattenskurrilitäten ist durchaus nicht nur peinlich.

Es hält einen vielleicht davon ab, ihnen nachzugeben. Statt daß wir uns in Ängste sowie Ärgernisse oder gar Sorgen noch hineinsteigern und sie uns ziemlich fehlleiten.

Wer dagegen sich vom Abgründigen nicht bannen läßt, mag vor Schlimmem bewahrt sein. Die ruhige Kenntnisnahme von Abwegigkeiten kann gerade ein eigenes Entgleiten verhüten.

Haben wir also durchaus Respekt davor, wenn sich Entstellendes ankündigt – sei es über nächtliche Traumverläufe oder sonstige ungute Vorahnungen. Was da aus seelischen Untiefen hervorbrechen möchte, vor dem gilt es sich zu schützen.

Wenn wir nicht von Schrecken wie gelähmt sind, sondern dies als heilsame Warnung verstehen! Was abgründig erscheint, kann dann rettende Effekte zeitigen.

Leider sind nicht wenige Menschen zu sehr beschämt oder verärgert, wenn ihnen Verhängnisvolles deutlich gemacht wird. Sie reagieren verstockt, verkrampft oder verbiestert.

Solche Abwehr kann noch genauer charakterisiert werden. Manches Unangenehme lastet wie ein Stein im Magen. Das hat mehr mit mineralverwandter Starrheit im Willen zu tun.

Dann gibt es Verschlungeneres in der Gefühlswelt. Eher pflanzenähnlich können die betreffenden emotionalen Konfusionen sein.

Und im Kopf mögen giftig-schlangenähnliche Verdrehtheiten stecken. Etwas wie ein Medusenhaupt mag so mancher bei sich selber erleben – falls das unverstellt zur Kenntnis genommen wird.

Willenslähmungen, Gefühlsentstelltheiten oder auch Gedankentollereien sind zu beobachten. Und indem wir das ehrlich erkennen oder auch durch andere darüber belehrt werden, kann

das hilfreiche Folgen haben – obwohl es uns zunächst anzuwidern scheint.
Halten wir das Peinliche des Anblickes dennoch aus, vermag sich daraus ein befreiender Prozeß zu entwickeln. Seelische Ungleichgewichte lassen sich wieder korrigieren.
Wie ja an einer Waage sichtbar wird, was noch fehlt, damit es zu einer Balance kommt. In diesem Sinne vermag unser Ich die Extreme im Seelenleben (im Astralleib) zu durchschauen, um ihnen entgegenzusteuern.
Ansonsten können aus seelischen Vereinseitigungen falsche Gewohnheiten entstehen, was auf unsere Lebensorganisation (den ätherischen Bildekräfteleib) überwechselt. Triebhafte Abhängigkeiten resultieren daraus.
Und dies schädigt allmählich den physischen Leib. Durch körperliche Krankheiten kann das zum Ausdruck gelangen.
Einiges kann uns dadurch zu Fall bringen. Nun werden Verhaltensänderungen notwendig, die vorher zu lange aufgeschoben geblieben sind. Jedenfalls ist es meistens so, daß erst ein seelisches Ungleichgewicht vorliegt. Bisweilen noch zusätzlich veranlaßt durch verhärtete geistige Ausrichtungen.
Bei längerfristigem Hängen daran hinterläßt das seine Spuren bis in das organische Leibesgeschehen hinein. Schließlich verlangt uns eine körperliche Krankheitskrise gravierende Lebensänderungen ab.
Arbeiten wir umgekehrt an mehr innerer Ausgewogenheit, kann dies auch leibliche Beschwerden verhindern beziehungsweise aus ihnen wieder eher herausleiten. Was mitunter einige Zeit erfordern mag.
Seelische Kälte und Düsternis, Gehetztheit oder auch ein Schwere-Erleben mögen zunächst mehr innerlich belastend sein. Mit der Zeit leidet jedoch auch der Körper darunter.
Letzterer ist positiv angeregt, wenn mehr Wärme und Lichthaftigkeit in der Seele waltet, genug Abwechslung sowie eine

freudige Begeisterung unser Leben begleiten. Dann kann der Leib entlastet sein, ja gerne mitmachen.
Also überhaupt nicht mehr nur dieses schwere Gepäck, welches körperlich an uns hängt. Sondern ein beschwingtes Leibesinstrument, das unverzichtbar zu Diensten steht – wenn wir darauf genug Rücksicht nehmen.
Anstatt daß irgendwelche Sehnsüchte oder Wünsche zu sehr einen plagen und dem Körper zusetzen! Auch die Seele selber kann recht gierig werden.
Dies braucht nicht nur triebgeleitetes Konsumieren und ganz konkret stoffliche Genußmittel zu betreffen. Inzwischen hängen Massen von Individuen vor allem an elektronischen Ablenkungen.
Sie sind wie wild darauf, möglichst wenig zu verpassen. Obwohl das überwiegend nur belanglose Mitteilungen sind, welche einen höchstens sehr oberflächlich entzücken können!
Aber das noch zu unselbständige Innere ist eben so sehr erpicht auf irgendein Bestätigtwerden. Weil wir uns erst voll als Mensch erleben, wenn andere dies wahrnehmen und anerkennen!
Falls es unmittelbar zuwenig stattfindet, wird lieber ein elektronischer Ersatz hingenommen. Sobald jemand da angebissen hat, zappelt sie oder er wie in einem unsichtbaren – untersinnlichen – Netz.
Dieses will seine Opfer kaum noch loslassen. Was geschieht, ist ein Auszehren menschlicher Seelenkräfte.
Der Drang zu einem immer häufigeren Sich-Zerstreuen hat darin seine Ursache: Vom eigenen Seelenschatten ist zeitweilig weniger spürbar.
Allerdings hat das seinen Preis. Wenn wir uns zu sehr vom Konfrontiertsein hiermit ablenken lassen, mästen sich verborgene Dunkelkräfte daran. Sie drohen die menschliche Seele stets mehr zu überwältigen.

So daß der Elektronikgebrauch zu einer Sucht ausarten kann. Überhaupt bezeugt vieles, was an triebhaften Abhängigkeiten uns dominieren will, solch eine Schattenseite. Kurzfristig möchte man sich gerne ergötzen. Leider betrifft dies auch mancherlei Mißgeschick und Unleidlichkeit von anderen.
Auf längere Sicht bewirkt dies allerdings, daß der seelische Untergrund über beträchtliche Bereiche des eigenen Lebens eine Herrschaft übernimmt. Und wenn Mitmenschen darauf aufmerksam machen, daß da einiges nicht in Ordnung sein könnte, mag ein Sturm des Empörtseins auf sie losprasseln.
Ihre Bedenken oder Einwände bleiben vehement zurückgewiesen. Ja, es wird zuweilen nur auf eine Gelegenheit gewartet, jemanden noch niederzumachen. Egal ob es Bekannte oder Fremde sind. Bei alledem hätte eine geduldige Wandlungsarbeit anzustehen – sowohl was die eigenen Doppelgängerbereiche betrifft als auch das Bemühen, Nahestehende bei diesbezüglichen Aufgaben zu unterstützen.
Kaum etwas ist zäher als solch ein schattenhaftes Gegenstreben. Mit der Zeit sind dennoch um so gediegenere voranleitende Seeleneigenschaften zu entwickeln.
Ist ein Sich-Attackiertfühlen zu stark, braucht es einen vorläufigen Abstand zu bestimmten Situationen oder Personen, welche uns zu sehr herausfordern. Allmählich aber läßt sich ein lockereres und insbesondere auch verzeihenderes Verhalten gegenüber derartigen Vorkommnissen entwickeln.
Was zuvor nur störte, dem können desto bessere weitertragende Fähigkeiten abgerungen werden. So zeigt auch das scheinbar Widerliche schließlich seinen Sinn.
Irgendwann wachsen wir über all die negativen Umtriebe in uns hinaus. Wohl mag es dauern, bis diese verschwinden.
Dennoch können sie uns stets weniger aus der Bahn werfen. Und das wird sich auch auf den mitmenschlichen Umgang auswirken.

Darin kann ebenfalls Befriedenderes oder Stabilisierendes einziehen. Wir mögen auch bei anderen mehr dasjenige anregen, was deren förderliche Qualitäten sind.
Alles läßt sich so von einer höheren Ebene aus anschauen. Zunehmend können Bilder von kommenden neuen Möglichkeiten auftreten. Mit weiterführenden Idealen hat das zu tun, nach denen das Leben in der Zukunft auszurichten wäre.
Trotzdem sollten wir auch dankbar all das annehmen, was uns hemmend entgegengestellt wurde. Schließlich kann für das wahre Selbst des Menschen eine solche Festigung erfolgen, daß dieses sich für idealere Zukunftsentwicklungen besser einzusetzen vermag.
Jene Mühsal, welche mit den Erdenhindernissen zusammenhängt, können wir allmählich vergessen. Dasjenige, das wir irgendwelchen Widerständen im Leben abgewonnen haben, wird zur Basis eines desto gesicherteren und freieren Hineinschreitens in Zukunftswelten.
Was uns prüfte oder sogar plagte, liegt einmal hinter uns. Die dem entrungene innere Gediegenheit aber bleibt erhalten.
Zwar mögen verschiedenste schwierige Nachwirkungen noch lange spürbar sein. Denn wo wir mal emotional sehr aufgerieben oder auch überfordert waren, das hinterläßt seine Narben. Es braucht seine Zeit, bis wir uns davon wieder lösen können.
Um so entscheidender ist, sich nicht von üblen Einflüssen bannen zu lassen und nur Schwieriges zu erblicken. Vielmehr gilt es darüber hinauszuwachsen.
Wünsche nach zu schnellem Erlöstsein vom Belastenden können illusionär sein. Wohl braucht es lichte Blicke auf erreichbare Entwicklungsziele.
Genauso bedarf es jedoch eines Sich-Kräftigens an vielerlei Hemmendem. Dann sind wir imstande, ein ausgeglichenes Weiterkommen schrittweise zu realisieren.

Kreative Zurechtrückung

Die Gefühle reagieren auf das, was in uns selber vorgeht oder durch unsere Umgebung angeregt wird. Sie sind ein lebendiger Spiegel dafür.

Mancherlei wirkt aber auch herein, was früher durchgemacht wurde, bis zurück in vorherige Leben. Oder keimhaft wird gespürt, was als Zukünftiges zu erwarten ist.

Manches versteckt sich lange, bricht jedoch eventuell in kritischen Situationen heftig hervor. Anderes bleibt zart.

Häufig zeigen sich stets wieder ähnliche Regungen. Im Sich-Besinnen darauf kann allmählich deutlich werden, was dies besagen will.

Der Verstand mag zwar rätseln über eine spezielle Gefühlslage. Letztere bringt nicht selten zum Ausdruck, was niemals durch bloßes Theoretisieren zugänglich ist.

Verborgenere, geheimnisvolle Bezüge zwischen uns und der Welt sind es, welche sich durch bestimmte Gefühlsstimmungen kundgeben. Zudem mögen eigene Bedürftigkeiten hereinspielen.

Aber es kann auch einiges aus der Umgebung auf uns wirken, das wir mit klarem Bewußtsein noch nicht voll registriert haben. Gefühlsmäßig ist schon etwas an uns herangedrungen.

Dem gilt es nachzugehen, indem wir uns selber bewußter machen, was fürs eigene Wesen ansteht. Auch weitere Beobachtungen der Umwelt gegenüber sind anzustellen.

So daß wir besser herausfinden, was sich im Empfinden angekündigt hat. Dadurch können uns neue Einsichten zukommen

hinsichtlich der eigenen Lage sowie mancher Vorgänge um uns herum.
Wie Botschafter können die Gefühle sein, welche beständig signalisieren, worauf bei uns selber beziehungsweise nach außen hin zu achten wäre. Mitunter ist die Kundgabe ganz präzise und wir wissen eindeutig, daß zum Beispiel mehr körperliche Bewegung nötig ist. Weil sonst unser Organismus sich unbehaglich fühlt wegen einem überzogenen Verharren in einer sitzenden Stellung!
Jedoch kann es auch sehr ungewiß bleiben, was sich mit uns zugetragen hat – entweder tagsüber oder in der Nacht. Zuviel darüber nachzugrübeln und sich gar auf problematische Einseitigkeiten zu fixieren, bringt kaum weiter.
Viel ratsamer ist, sozusagen frische Luft aufzusuchen beziehungsweise genug ausgleichende Kräfte anzustreben. Damit wir uns wieder von Ungutem lösen können!
Ansonsten wird eher an Belastendem festgehangen. Ja, wir steigern uns noch in Negatives hinein.
Dennoch darf nicht immer gleich an Schlechtes gedacht werden. Zuweilen sind wir von einer Unruhe getrieben, suchen herum und stoßen auf etwas ganz Wertvolles.
Es rumorte wohl eine Ahnung in uns, daß sich Wesentliches vorbereitete. Doch mußten wir uns dem erst entgegenbewegen. Dagegen kann sich Unangenehmes in oder um uns auflehnen. Gerade weil Entscheidendes in Vorbereitung war!
Weder dürften irgendwelche Gefühle verdrängt oder unterdrückt sein. Dies zeitigt eventuell sogar krankmachende Folgen.
Noch sollten wir ihnen bloßen Lauf lassen und das Mißbehagen noch auf einen Mitmenschen abladen. Sonst geschieht ein negatives Aufschaukeln.
Gegenseitig ziehen wir uns so in streiterische Verhältnisse hinein. Diese können starke seelische Verletztheiten erzeugen.

Solche Angegriffenheiten mögen tagelang nachwirken. Bisweilen sind sie gar erst nach Jahren wieder zu überwinden.
Gelingen kann es jedoch auch sogleich, Unstimmigkeiten zu spüren sowie ruhig und sachlich anzusprechen. Das vermag soziale Spannungen abzuschwächen, statt daß sich Mißliches anstaut, um in kritischen Momenten herauszuplatzen.
Bei innerer Gefaßtheit kann unser Empfinden stets besser Kunde von dem geben, was im eigenen Wesen und in der Umgebung vor sich geht. Nicht ignoriert bleiben dürfte das, soll aber auch keineswegs zu voreiligen Reaktionen verleiten.
Vielmehr wäre die Gefühlsäußerung wach anzuschauen. Dann verhilft dies zunehmend zum besseren Verständnis sowohl der eigenen Seelensituation als auch von Bezügen zur Umwelt.
Unsere Gefühle sollen sich aussprechen dürfen, statt daß wir sie dirigieren oder umgekehrt von ihnen überwältigt werden. Ein möglichst besonnenes Befragen der jeweiligen Äußerungen wäre anzustreben.
Die gefühlsmäßige Dynamik wird allmählich selber wie zum Dolmetscher. Sie kann zeigen, ob wir uns besser einbringen oder mehr zurückhalten sollten.
Auch wenn wir bisweilen wie verstockt oder ziemlich verärgert sind, muß das nicht gleich negativ gedeutet sein. Vielleicht braucht es einen gewissen Abstand zu irgendwelchen Geschehnissen.
Erst haben wir in uns selber wieder einen inneren Ausgleich herzustellen. Dies mag schon beitragen zu einem passenderen Eingehen auf die damit zusammenhängende äußere Situation.
Mit der Zeit ist solches positiver zu begleiten. Was wie lähmend oder allzu empörend erschien, kann bereits der Anfang von einer ausgleichenden Gegenbewegung sein – um desto anregender oder besänftigend auf eine bestimmte, sich im Gang befindliche Seelendynamik zwischen uns und anderen zu reagieren.

Immer wieder ist unsere Seele für viele Überraschungen gut, wie ein staunenswert sich entfaltender innerer Garten. Freilich kann auch Belastendes oder Attackierendes auftreten, wenn etwas zuwenig pflegsam behandelt wird.
Allzu sehr kontrollierend sollten wir da nicht eingreifen. Vieles wird sonst entstellt oder unterdrückt, das dann wieder heftig zurückschlagen kann.
Besser ist mit ehrlichem Interesse dem zu begegnen, was uns entgegentritt. Auf schöne Art gelingt dies nur, wenn selber gut mitgearbeitet wird.
Hierbei darf nichts automatenhaft abrollen. Und es sollte uns keinesfalls triebhaft mitreißen, damit wir nicht in einem sozialen Irrgarten landen.
Zwar treten mancherlei Faxen auf. Doppelgängerische Rollenspiele erfüllen mitunter den zwischenmenschlichen Raum.
Schattenhaftes steigert sich häufig in der Gegenseitigkeit. Wir ziehen noch andere Personen in illusionäre und erniedrigende Negativtendenzen.
Bis zu wildgewordenen elementarischen Tollheiten kann dies reichen. Anfangs mochten verhärtende oder zähflüssige Blockaden existieren. Sind diese mal durchbrochen, kann das umschlagen in hektisch-hitzige seelische Ausbrüche.
Zunächst war einiges eher verstockt. Jedoch kann das schnell wechseln in eine nervige Aufgeregtheit oder gar in streiterisches Gezänk. Unser soziales Wahrnehmen ist mitunter ziemlich verzerrt. Eigene Gefühlsbelastungen sowie vereinseitigte Gedankenabläufe sind daran beteiligt.
Solches verstärkt sich meist noch durch ähnlich Verzerrendes von Mitmenschen. So läuft oft ein Schattentheater zwischen uns ab.
Hier etwas aufzulichten und zugleich zu beruhigen, verlangt langwierige Bemühungen. Beim Aufklären dürfen wir – wie immer im Sozialen – uns selber nicht ausklammern.

All das, was verdunkelnd oder entstellend von anderen Seiten herandringt, ist eine Prüfung für unser Seelenwesen. Dieses kann lernen, eigene Vorurteile oder Befangenheiten energischer abzulegen.
Anstatt noch abzufahren auf fremde Festlegungen, gilt es sich um so vielfältiger und ausgewogener zu orientieren. Und das auf stets neue Weise.
Sodann läßt sich Gegensätzliches besser akzeptieren. Wir können zuletzt dankbar sein, das eigene Auffassen erproben zu müssen.
Nur dies verhilft zu einer stimmigeren Urteilssicherheit. Sozusagen müssen wir von vielen Wassern gewaschen sein und uns bis auf den Grund in Frage stellen lassen.
Allmählich leitet das hin zu gediegeneren Einschätzungen. Und zwar sowohl bezüglich des allgemeineren Geschehens als auch der speziellen eigenen Bezogenheit darauf!
Lassen wir also zu, daß uns mancherlei Doppelgängerdramatik zusetzt, ja bis in den Kern hinein testet! Einzig so ist freizukommen von rollenhaften Mustern, welche zu unbeherrschten Verhaltensweisen führen können.
Je heikler die soziale Lage ist, desto eher droht derartiges. Es sei denn, wir haben uns schon mannigfach bewähren können im Durchmachen von doppelgängerischen Reflexen.
Um schließlich nicht mehr auf sie hereinzufallen! Wie auf frischer Tat muß der Mensch sich selber ertappen.
Verschont sind wir zunehmend vor einem Eingeschnapptsein. Es wird zumindest nicht mehr so sehr hineingerutscht. Eigentlich gilt es sich von inneren Festlegungen zu befreien.
Nicht wenig Verhärtendes steckt nun einmal in uns. Daraus entsteht auch eine Angst vor Änderung, weil sich manches nur mühsam lösen läßt.
Was kaum ohne leidvolle Schritte ablaufen kann! Der Mensch klammert sich dennoch an Starres aufgrund eigenen Abge-

schnittenseins – welches auf Dauer dennoch nicht auszuhalten ist.
Angesagt ist eine Stärkung des Ich. Das kann aber nur in kleinen Einzelschritten geschehen, läßt sich also nicht schlagartig erreichen.
Letztlich soll es gerade durch ein Standhalten gegenüber den inneren Verhärtungstendenzen und Abgeschnittenheitsgefühlen besser gelingen, ein ichhaftes Sich-Stärken zu erreichen. Zugleich bedarf das jedoch auch einer intensiven Weltbezogenheit, um aus zuviel seelischem Isoliertsein wieder herauszufinden.
Freilich benötigt das seine Zeit. Wir sind immer wieder von Engigkeiten oder Festgefahrenheiten der Mitmenschen gereizt und aufgebracht. Dies sollte trotzdem nicht in bloßen, gar verletzenden Vorwürfen ihnen gegenüber enden.
Vielmehr mag auch das Herausgefordertsein durch andere helfen, von zu persönlichen Fixierungen wegzukommen. Keinem Individuum kann ein ehrliches Ringen mit sich selbst erspart bleiben.
Sonst erfolgt im Begegnen noch das Aufschaukeln jener Problematik, in welcher der Einzelne längst genug darinnensteckt. Allerdings gefällt es dem eigenen Doppelgängerhaften häufig sehr, eine innere Angespanntheit auf jemand abzuladen.
Die Gefahr ist groß, daß Ähnliches geballt zurückkehrt. Geprägt von entsprechendem Gerangel wird dann das soziale Leben oder besser gesagt geplagt.
Deshalb ist es auch unverzichtbar, einen gegenseitigen Austausch über schattenhafte Tücken zu führen. Dies kann eine große Erleichterung zustande bringen im Hinblick auf dunkle Verstricktheiten.
Unbedingt muß das begleitet sein vom Bemühen um aufrichtige Selbsterkenntnis und inneren Wandel. Was mit ehrlicher Einsicht beginnt, wirkt zuletzt heilsam bis ins Leibliche.

Irgendwann sind wir fähig, doppelgängerhafte Konfrontationen mit mehr Anstand zu bewältigen. Egal ob diese aus eigenen Seelentiefen aufsteigen oder eher sozial bedingt sind!
Meist verschlingt sich ja beides. In uns selber rumort viel Unausgegorenes, welches sich durch ungute Erfahrungen im jetzigen Leben im eigenen Wesen festsetzte oder aus früheren Inkarnationen nachwirkt.
Daneben hat sich durch komplizierte Belastungen der sozialen und sonstigen Umwelt nicht weniges auf einen Einzelnen abgeladen. Insgesamt wird mitunter wie ein fast explosives Schattengepäck mitgeschleppt.
Wehe, wenn uns jetzt etwas sehr herausfordert oder erregt! Der nachfolgende Seelenausbruch kann dann ins Eruptive oder Vernichtende reichen – bis hin zu Amokläufen und Sprengstoffattentaten, verbunden mit einem Massenmord.
Selbstzerstörerische Neigungen treten auch nicht selten auf, angefangen von einem Ritzen der Haut. Schlimmstenfalls geschieht eine Eigentötung.
So verhängnisvoll kann es werden, wenn die Doppelgängermacht sich zu negativ gebärdet. Dann erfolgt ein Ausgeliefertsein und eine Kapitulation gegenüber dem Schattenwesen.
Eigentlich sollten wir uns daran erkraften. Wodurch im Grunde erst die volle Menschenwürde zu erwerben ist!
Der Tücke jener Dunkelsphäre ist das Individuum kaum allein gewachsen. Es braucht schon auch ein offenes Sprechen miteinander über jenes Schattengebiet, welches nun mal das gesamte Erdendasein begleitet.
Unsere geistig-seelische Lichtdimension läßt sich dann immer besser aktivieren. Doch bedarf es großer Geduld, bis die dunkle Gebundenheit gewandelt ist.
Zuviel dürfen wir uns da auch nicht vormachen – als ob solches keineswegs vorhanden wäre. Gerade dann mag die Schattenbegleitung in den unliebsamsten Momenten hervorplatzen, einen

selber durcheinanderbringen und allerlei soziale Zerwürfnisse erzeugen. Von dieser Dunkelseite sollten wir uns auch nicht zu sehr imponieren lassen und wie fixiert darauf sein. Dann hat sie einen erst recht in der Hand.

All dies beinhaltet einen Aufforderungscharakter, um wahrhaftiger auf sich zu schauen. Unser Wesen wäre stets noch konsequenter und ausdauernder umzuarbeiten.

Ohne daß zu sehr ums eigene Ego gekreist wird! Gerade so ist vom Gebanntsein durch die Dunkelkräfte nicht loszukommen.

Darauf angewiesen sind wir, daß Mitmenschen uns in ehrlichem sowie auch liebevollem Sinne begleiten. Das ist und bleibt unverzichtbar, sowohl zum besseren eigenen Einschätzen als auch beim Bewältigen mitgebrachter Schicksalslasten.

Im Hinblick auf voranleitende Möglichkeiten gilt ebenfalls, daß sie oft erst durch menschliches Begegnen sowie Zusammenwirken zur richtigen Entfaltung gelangen können. Sie erkannten einander, dieses soziale Urereignis bei Adam und Eva kann stets neu in Erscheinung treten.

Nichts ist bedeutsamer, als was Menschen gegenseitig bei sich anregen. Das kann am meisten weiterbringen, obwohl sich hierbei nicht nur Angenehmes erleben läßt.

Mag uns nicht weniges erhebliche Mühe bereiten, so ist dies dennoch sehr nötig. Dadurch läßt sich manche Beschwernis besser anpacken.

Oder wir mögen auch vor zu unbedachtem Voraneilen bewahrt sein. Das könnte sonst in neues Unglück stürzen.

Wohl dünkt es häufig so, als ob bestimmte Nahestehende uns hemmen würden. In Wirklichkeit verhindern sie allzu leichtfertige Extreme, durch die wir in schwierige Abhängigkeiten verstrickt sein könnten.

Insbesondere werden jedoch gute Vorbilder benötigt, welche uns zum beständigen Weiterstreben motivieren. Von früh auf ist das am entscheidendsten fürs persönliche Fortschreiten.

Keine noch so günstige äußere Situation kann dies ersetzen. Und selbst wenn ein Heranwachsen in ärmlichsten Verhältnissen geschah, können vorbildliche Erzieher einen Heranwachsenden auf wertvollste Wege bringen.
Nichts Förderlicheres gibt es im Leben als den begeisternden Ansporn durch einen Mitmenschen. Wie einer auf uns blickt und individuelle Anregungen gibt, dies kann das Wichtigste bedeuten fürs eigene Werden.
Schöpferisch sich kundgebende Menschlichkeit vermag das schönste Geschenk zu sein, das wir jemandem anzubieten vermögen. Beim Gegenüber kann dies eventuell noch reichere Entfaltungen zur Folge haben.
Und mit zum Besten gehört, was sich dadurch wecken läßt: echtes Mitgefühl. Nicht nur in bezug auf andere Menschen, sondern die Schöpfung insgesamt!
Dann läßt sich auch immer unmittelbarer spüren, wonach unsere Zeit verlangt. Jeder ist ganz persönlich zu einem Mitwirken aufgerufen.
Durch Anteilnahme von Mitmenschen wird möglich, mehr zu sich selber ja zu sagen. Fehlt das, haben es nicht wenige Individuen zu schwer mit ihrem Schicksalsgepäck.
Um sich voll anzunehmen, benötigen wir ein Du als Begleiter. So finden wir intensiver zum Ich und empfangen genug Wandlungsimpulse, damit das Umarbeiten eigener Unzulänglichkeiten anzupacken ist. Letztere brauchen wir überhaupt nicht nur zu bedauern. Denn sie gehören zum "Material", dem wir unser Voranschreiten abgewinnen.
Damit wir hierbei nicht verzagen, bedarf es regelmäßiger Anstöße durch andere. Dann kann der Einzelne sich auch ausreichend mit dem auseinandersetzen, was in ihm wandlungsbedürftig ist.
Ein gutes und zugleich freilassendes persönliches Begleitetwerden ist von der Kindheit an die bedeutendste Hilfe, welche

uns zukommen kann. Bis ins Alter hinein vermag das förderlich zu wirken.
Gewiß trägt jeder hohe Versprechungen in sich. Doch einzig übers Begegnen können sie ihre eigentliche Fruchtbarkeit zeigen.
Sinn und Ziel unseres Strebens enthüllen sich im Licht, das eine Seele auf die andere wirft. Die Schleier vor dem Geheimnis des eigenen Wesens werden so hinweggezogen.
Mysterien der Gegenseitigkeit sind dies. Sie weisen uns die Richtung und verraten, in welcher unsere Entwicklung sich fortbewegen soll.
Wohin der eigene Weg führt, das wird erst von Mitmenschen erhellt. Wenn wir von ihnen wahrgenommen werden!
Mit der Kraft liebender Zuwendung ist solches verbunden. Diese stellt den fruchtbarsten Quell sozialen Gedeihens überhaupt dar.
Bedauerlicherweise ist die Liebe nicht selten mit vielerlei egoistischem Wünschen oder zu Begierdehaftem verwoben. Das richtet sie letztlich zugrunde.
Deshalb kann es angemessener sein, erst einmal von echter Freundestreue zu sprechen. Bleibt diese frei von irgendwelcher Eigennützigkeit, ist eine kostbare gegenseitige Begleitung durch Höhen und Tiefen des Daseins möglich.

Wenn es seelisch recht gut geht, werden nicht wenige Individuen übermütig oder geradezu tollkühn. Sie lassen sich auf zu gewagte Abenteuer ein.
Mancherlei Maßlosigkeit kann das zur Folge haben. Im persönlichen Leben oder auch im Miteinander mag sich einiges chaotisieren, ja zerbrechen.
Ist es aus mit zu euphorischen Höhenflügen, können die Gefühle wie in den Seelenkeller rutschen. Sie schlagen ins Depressive um.

Jene Schwere, die da auf einen drücken mag, kann auch Nahestehende sehr lähmen. Nicht selten sind sie aber mitverwickelt in die betreffenden Komplikationen.
Wir haben nun mal nicht bloß ein individuelles Schicksal. In diesbezügliche Angelegenheiten wirken familiäre und sonstige zwischenmenschliche Konstellationen stark herein. Diese sind oft mit der Auslöser für eigene Seelenprobleme.
Zumindest spielt immer eine Wechselwirkung zwischen uns und der übrigen sozialen Welt in die eigene Befindlichkeit herein. Die Seele ist nie abgeschlossen, sondern lebt stark in dem, was sich um sie herum ereignet.
Allerdings sind wir nicht bloß Produkt von Sozialsystemen. Sowenig wie der Einzelne bloße Fortsetzung ist von Vererbungslinien. Solches gehört zum karmischen Umfeld. Viel maßgeblicher sollte jedoch sein, was ich aus den Angeboten oder auch Hürden des Schicksals mache!
Kein Ignorieren hilft da weiter, erst recht nicht ein bloß passiv-fatalistisches Hinnehmen.
Jene innere Kräftigung, welche ich den Gegebenheiten des Karma abgewinne, erzeugt wahre Zukunftsimpulse. Immerfort sind es Herausforderungen zum geistig-seelischen Wachstum.
Mag etwas auch als noch so tückisch gelten, ist keine Bestrebung nach einem günstigeren Verhältnis hierzu umsonst. Noch das Widerspenstigste kann irgendwann als gesunde Prüfung oder gar rettendes Korrektiv gelten.
Obwohl dies lange als nur bittere Lektion dünken mag! Allmählich entringen wir dem vielleicht sogar die heilsamsten Anstöße. Weil der Mensch nun mal so sehr irren kann, deshalb bedarf es manch drastischer Lehren. Leider wird trotzdem nicht selten sehr zäh an Fehltendenzen gehangen.
So daß noch spätere Generationen unter unseren verkehrten Gewohnheiten leiden müssen! Und inzwischen der gesamte Erdplanet mit unzähligen Naturwesen dazu.

Im Grunde könnte längst ausreichend aus bisherigen historischen Verhängnissen gelernt werden. Sehr viel Mißliches wäre dann der zukünftigen Menschheit zu ersparen.
Zuwenig wird leider zur Kenntnis genommen, was uns die Historie beibringen will! Außerdem müßte ein alternatives Handeln mit mehr Überzeugung, ja geradezu glühendem Enthusiasmus vermittelt werden.
Damit ein schöpferisches Seelenfeuer entfacht wird, welches unverzichtbar ist für notwendige Wandlungsschritte in kommende Zeiten hinein. Sobald aber genügend Individualitäten sich an spirituellen, sozialen und ökologischen Zukunftszielen orientieren sowie selbst etwas davon praktizieren, können auch andere Menschen diesbezüglich entbrennen. Ein kreativer Lebensschwung ist hierfür notwendig. Den benötigen wir insbesondere, wenn zwischenmenschliche Reibereien auftreten.
Was sich nicht vermeiden läßt! Massive Unstimmigkeiten aus alten Zeiten sind noch aufzufangen oder auszugleichen.
Etwas wie eine soziale Eurythmie kann dabei helfen. Gemeint ist, daß wir auf Hemmnisse nicht verkrampft reagieren, sondern desto beweglicher weiterzumachen versuchen.
Bis sich auch noch das Verstockteste aufweichen läßt! Sobald es im Miteinander eng wird und Verhärtendes um sich greifen will, gilt es innerlich desto größere Weite und Gelöstheit zu aktivieren.
Alles Soziale läßt sich erst bessern, wenn wir beweglicher mit der eigenen Wesenheit umgehen! Ist der Einzelmensch seelisch gelöster, verträgt er sich eher mit anderen.
Der Anfang einer sozialen Besserung liegt im eigenen Wesen. Gemeinsame Probleme lassen sich eher oder überhaupt erst bewältigen, wenn das Innere befriedeter ist.
Gute Partnerschaft leben sollen wir nicht nur mit anderen, sondern bereits mit dem, was zu unserer Seele gehört. Das stellt eine ganz eigene Welt dar.

Des öfteren mag es einfacher sein, etwas in der Außenwelt zu wandeln als bei sich. Da wird sehr am Gewohnheitsmäßigen festgehalten.
Wir haben deswegen manches Scheitern durchzumachen. Doch nicht völlig vergebens!
Auf wiederholte Erfahrungen des Mißlingens und hoffentlich mehr als nur einem Versuch des Sich-Korrigierens kann irgendwann die Einsicht genug wachsen sowie der Wille ausreichend entwickelt sein. Um echte Änderungsschritte einzuleiten!
Leichter fällt dies, wenn Mitmenschen sich entsprechend bemühen und dies uns wiederum motiviert. Nichts ist wertvoller für das eigene Weiterkommen als ein Begleitetsein durch ähnlich Strebende.
Mal prescht der eine auf einladende Art voran, dann wieder ein anderer. So kann sich ein schönes wechselseitiges Motivieren ergeben.
Irgendwann nimmt das auch jene mit, die anfangs abweisend waren. Ja sich sogar ärgerten an allem, was mit Fragen eines Sich-Wandelns einherschritt.
Manch ein Ablehnen ist bereits der Beginn von einer Kehrtwendung. Wie ein automatenhafter Reflex unserer Schattenwelt ist dies zunächst. Zurückgewiesen sein soll, was deren Umarbeiten betrifft.
Wer das jedoch ehrlich durchschaut, dem mag schnell verdeutlichen: Es wurde abzuschmettern versucht, was uns tiefer gesehen guttun könnte.
Die Abwehr wühlt in einem weiter und mag durchaus Anfänge eines Umschwungs zur Folge haben. Sicherlich kann noch einiges an innerem Aufruhr nötig sein. Zunehmend wird es aber leichter, daß ein echter Seelenwandel eintritt.
Zahlreiche Altlasten haben wir nun mal im Schlepptau. Sie hängen an uns fest und machen das Alltagsleben oft sehr be-

schwerlich. Viele Leiden in der Seele oder bis ins Körperliche hinein können dadurch verursacht sein.
Um so wesentlicher ist, sich durch geistige Einsicht sowie kreatives Bemühen weiterzuentwickeln und schließlich auf das zurückzuwirken, was als niederziehende Anbindung uns beigesellt ist.
Nicht als Strafe muß dies gelten, sondern kann nötige Korrektur für zu luftige Unternehmungen sein. Wo wir in allzu schönen Wünschen schwelgen!
Auch letzteres mag zeitweise nötig sein. Sonst wäre manche Erdenpein kaum auszuhalten.
Bloßes wunschhaftes Schwelgen kann uns dennoch nicht auf Dauer von irdischen Fesseln befreien. Das wahre Lösen verlangt ein richtiges Umarbeiten schattenhafter Impulse.
So nur kann es ein gediegenes und gesichertes Fortschreiten in schönere Zukunftswelten hinein geben. Dann trägt gerade dasjenige, was durchs Auflichten von Dunkelmacht erworben wurde. Bildhaft gesagt müssen reale Geisteskräfte fest in uns Anker werfen. Auf daß keine noch so heftige persönliche oder soziale Erschütterung das mehr entreißen kann.
Selbständige Geistesaktivität ist angesagt. Bewußt mitgebildet werden muß an dem uns Voranleitenden.
Bis dahin ist sehr viel umzugestalten, was an irgendwelchen Fremdeinflüssen an einem hängt. Ohne diese hätten wir nicht stärker zu uns finden und das eigene Selbst festigen können.
Schließlich ist dieser Prozeß umzukehren. Schrittweise gilt es sich so umzuorientieren, daß das zu einem Eigenschöpfertum hinführt.
Am Werden von uns haben ganze Welten mitgewirkt. Deshalb ist der Mensch so reich veranlagt.
Durchs Umschaffen wird dies erst unser volles Eigentum. So daß wir irgendwann bis in die letzte Faser ein Freiheitswesen sind.

Zusammengezogen hat sich ein Universum im Einzelnen. Jeder gleicht einer Dichtung daraus.
Im echten Wortsinne verstanden. Ein All verdichtete sich in uns, damit es zum Selbsterfassen kommen kann. Zugleich verkörpern wir ein Bild von allem anderen.
Aus freiem Anschauen und Erkennen ist das zu realisieren. Jede Einzelheit soll einer Bekräftigung unterzogen sein.
Wer sich nur so dahintreiben läßt, mag nicht bloß selber sehr haltlos werden. Von ihm wird auch alles übrige gefährdet.
Akzeptieren wir deshalb die Verantwortlichkeit uns selber gegenüber immer umfassender! So kann auch schon Entscheidendstes beginnen bezüglich des Weltenfortgangs.
Gewissermaßen stirbt ein kosmisches Schöpfungsgeschehen in jeden von uns hinein. Durchs eigene Aufmerken und Umorientieren entwickelt sich nicht nur das Ich. Es beginnt eine Wende fürs ganze Weltgeschick.
Je besser der Mensch zu sich selber findet, desto eher kann er auch die Erdenschöpfung weiterbringen. Eine Zeitenwende kommt so in jedem Einzelnen an.
Wird dies von ihm genügend ergriffen, läßt sich ähnliches auch anderswo fördern. Das Ich ist so geartet, daß ein universelles Offensein in ihm leben kann.
Ein Weltengeist vermag mit jedem verbunden zu sein. Das erlaubt eine Gemeinschaftlichkeit mit dem Ganzen der Schöpfung.
Im Wissen von sich selbst keimt eine Zusammengehörigkeit mit dem Kosmos auf. Ohne diese wäre das Ich nicht möglich.
In letzterem erwacht die Welt zu sich. Ein Menschheitserstehen ist dies gleichzeitig. Übers Ich sind wir jedem Du nahe. Und das eint uns mit dem gesamten All.
Freilich muß dies stets bewußter verstanden und von jedem weiterbewegt werden. Somit bleibt es ein langwieriger Werdeprozeß.

Nur dann kann sich eine intensivere Weltverbundenheit anschließen. Im Denken erfolgt ein Erwachen dazu. Unser Selbst erblickt sich in reinster Art.
Fühlend ist spürbar, wie dies zugleich mit allen kosmischen Wesen zu tun hat. Durchs Ich sind wir vereint.
Willensaktiv läßt sich daran mitwirken. So geht es auch mit der ganzen Erde weiter.

In der Lebensschule des Mitgefühls

Wer würde nicht gerne seine Gefühle dirigieren. So daß es uns immer noch besser zu gehen scheint!
Zeitweilig läßt sich durchaus mancherlei Einbildung folgen. Aber dann tritt mit Sicherheit eine Gegentendenz auf.
Nach illusionären Hochgefühlen mag wieder eine Niedergeschlagenheit folgen. Etwas wie ein seelischer Absturz also.
Zunächst waren wir fast selig oder ziemlich berauscht. Danach landet das Empfinden wie im Keller.
Eigentlich hat das seine Notwendigkeit. Ein Extrem fordert das andere heraus.
Jedoch braucht einen dies nicht zu sehr mitzunehmen. Wenn wir das Wogen der Emotionen ruhiger sowie freilassender begleiten, erscheint es als belebender und gesunder seelischer Wellenprozeß. Leider besteht zu häufig die Geneigtheit, die Gefühlsbewegtheit noch aufzuschaukeln.
Bei gelassenerem Begleiten und Beobachten zeigt sich ein geradezu heilsames Ausgleichswirken. Damit kann eine innere Seelenbalance wieder erreicht oder zurückgewonnen werden.
Daß die Gefühle erhellend und vertiefend begleiten, was wir durchmachen, hat sein Gutes. Dadurch läßt sich intensiv teilnehmen an Geschehnissen um uns, aber auch im Innern.
Mit reinster Hingabequalität ist das verbunden. Indem wir das erkennend mitzuvollziehen versuchen, fängt schon wieder eine neue Mittebildung bei uns an – welche aber nicht abgeschnitten ist vom Umkreis, sondern mit diesem innerlich verwoben bleibt.

Ein Eigenwesen sein und zugleich den Weltzusammmenhang abspüren, mit dem wir zu tun haben: Dies ist möglich durchs atmende Wechselspiel vom Gefühlsleben.
Sowohl Wertvolles als auch Bedrängendes wird dadurch verdeutlicht. Nicht daß uns dies einfach mitreißen oder überwältigen sollte! Vielmehr gilt es ein bewußtes Anschauen zu erstreben.
Bereits das schafft eine gewisse Distanz und einen Freiraum. Ja, es gibt die Gelegenheit zu einem Gegensteuern.
Extreme sind abzumildern, zu lasches Dahinziehen wird aufgehoben. Eine anregende Ausgleichsbewegung kann unser Seelenleben erfüllen.
Weder sollen wir Gefühle unterdrücken noch ihnen blindlings ausgeliefert sein. Mit Anmut und Würde – um diese sehr passenden Begriffe von Friedrich Schiller zu benutzen – ist ihnen zu begegnen.
Statt einer bloß emotionalen Stimmungsschaukel mit häufig noch überzogenen Ausschlägen gelangt eine beschwingte Note ins Wogen der Gefühle hinein. Das wache Beteiligtsein verhindert allzu übersteigerte Seelenreaktionen.
Zwar mag einiges weiter in uns wühlen oder zu sehr um sich selber kreisen. Der aufmerksame Blick darauf verhindert jedoch, daß wir übermäßig davon vereinnahmt werden und es zu einem Mißleiten von Gefühlen kommt.
Damit wir nicht eventuell in einen emotionalen Strudel geraten, der uns auf krankhafte Weise in Abwegigkeiten zieht! Wie schnell schwelgen manche Individuen sonst in übertriebenen Glückseinbildungen oder in düstersten Untergangsgefühlen.
Gerade wenn wir uns zu euphorisiert empfinden, kann eine unbändige Gier nach einem Festhaltenwollen eintreten. Und schon bald platzt die Blase!
Wir stehen dann seelisch ganz nackt und wie verarmt da. Die Ernüchterung könnte nicht größer sein und ist kaum auszuhal-

ten. Weshalb vielfach stets oberflächlichere Ablenkungen gesucht werden!
Noch schlimmer ist das Sich-Eingraben in finstere Negativstimmungen. Mitunter denkt jemand nur an Vernichtendes, sei es bei sich oder Mitmenschen gegenüber.
Sowohl die Berauschtheit als auch eine Zerstörungswut sind so abzumildern: Indem in gehaltener Weise auf das Schwanken im Gefühlsbereich reagiert wird!
Wenn wir trotz heftigem Gefühlsausbruch besonnen bleiben, gleicht das einem Dampfablassen. Zuviel Luft ist raus, ein Überdruck weg.
Gegenüber jenem Problematischen, das uns überwältigen wollte, kann eine Befreiung eintreten. Nur muß der Betreffende überaus gefaßt sein, doch ohne zu sehr etwas in sich zu unterdrücken.
Denn sonst kann es sein, daß eine zunächst zurückgestaute Emotionalität einem später desto üblere Streiche spielt. In ganz unerwarteten Situationen bricht sie hervor, falls nicht aufgepaßt wird oder der Mensch in einem Überfordertsein steckt.
Danach kann auch ein Mangelverhältnis bei den Gefühlen eintreten. Oder gleichsam ein empfindungsmäßiger Stillstand.
Ganz leer mag es sich in der Seele anfühlen. Sie ist vielleicht auch ausgebrannt wegen allzu anstrengenden Betätigungen.
Dennoch dürfen wir uns keinesfalls zu sehr hängen lassen, weil das bis zu abgründigsten Ohnmachtsgefühlen reichen kann. Mit nichts und niemandem scheint mehr etwas anzufangen sein.
Das Leeregefühl mag zwar wie der Gang durch die Wüste erscheinen. Doch läßt sich auch Beschwerliches abschälen.
Ein Vorbereiten auf neue interessante Begebenheiten kann sich anfügen. Wenn wir uns nicht bloß sinnlosen Zerstreuungen widmen, sondern in stillem Bescheiden und einem interessierten Erwarten von Kommendem verbleiben!

Zu leiden, auch wenn uns äußerlich nichts Gravierendes fehlt, kann das Veranlagen von wertvollen Wandlungsschritten einleiten. Helfen mag dies sogar, um mehr Gelassenheit ins praktische Leben hineinzubringen und ein seelisches Ausmisten zu betreiben.
Also aussondern oder abgeben, was keine sinnvolle Verwendung hat. Es könnte wie ein Klotz am Bein sein!
Nie aber nachlassen im geistigen Erkenntnisstreben und mit künstlerischen Anregungen! Das führt sogar an Abgründigem vorbei und durch Zustände scheinbarer Nichtigkeiten.
So wie wir umgekehrt uns auch nicht übernehmen sollten, wenn etwas bestens läuft. Dann ist die Gefahr groß, sich in Erfolgsgefühle hineinzusteigern. Davor warnt schon das bekannte Sprichwort: Hochmut kommt vor dem Fall.
Ziemlich oft tritt das ein, daß jemand sich ergötzt über irgendein erfreuliches Gelingen. Dies führt schnell zur Selbstüberschätzung. Der Einzelne fühlt sich bald allzu toll. Er verliert die Bodenhaftung, wird überheblich und leichtsinnig.
Dadurch kann wieder verloren werden, was zuvor schwer erarbeitet wurde. Es mag ein desto drastischerer Absturz folgen – wie das ja auch bereits vom Bergerklimmen bekannt ist.
Um zum Gipfel emporzudringen, ist vorsichtig ein Schritt nach dem anderen zu setzen. Nun kann ein Stolz in den Emporgekommenen hineinfahren. Er wird unachtsam beim Abstieg. Bei sonstigen Erreichnissen kann das ähnlich gelten. Ein desto heftigeres Abrutschen mag sich ergeben. Mit einem recht schockierenden Aufprall!
Jetzt droht ein abermaliges Sich-Hineinsteigern, jedoch in Negativempfindungen. Ein totales Versagen scheint nun alles in den Schatten zu stellen.
Nicht nur in einem äußeren Tiefpunkt mag gesteckt werden, geradezu wie in einem Loch. Die inneren Gefühle des Niedergeschlagenseins machen alles häufig viel schlimmer.

Als ob das Fehlverhalten nicht problematisch genug wäre. Man verwünscht sich zusätzlich.
Einer Eigenbestrafung gleicht dies. Die Seele hält Gericht über sich selbst. Von zersetzenden Einflüssen mag sie wie besetzt sein.
Bis ins Krankheitsbild vom Wechsel aus der Manie in die Depression kann dies reichen. Während der emporsteigenden Phase wurde vor Kräften nur so gestrotzt, ja in Euphorie geschwelgt. Absehbar war die Kehrtwendung und gar der seelische Niedersturz. Wo dann eine fast unerträgliche Trübsinnigkeit einsetzen kann.
Überwiegend fehlt, was häufig nur über eine sehr ausdauernde Begleitung durch andere Personen zu erreichen ist: das Schaffen einer ausgleichenden Seelenmitte. Stattdessen sind immer wieder Extreme durchzumachen.
Umgekehrt kann kein Ideal sein, von vornherein in einem bloß lauen Zwischenzustand zu verharren. Nichts vermag einen dann tiefer zu berühren, weder Freudiges noch Leidvolles.
Solche Gleichgültigkeit bleibt zu statisch, während sehr heftige Stimmungswechsel allzu strapaziös sein können – sowohl für das betreffende Individuum selber als auch seine Mitwelt. Dennoch ist unbedingt ein Schwanken in gewissen Grenzen vorzuziehen.
Lernen wir deshalb beides zu würdigen, erfreuliche Erfahrungen sowie auch kritische. Daraus wird eine desto ausgewogenere Lebensweise realisierbar.
Wir sollten respektvoll zur Kenntnis nehmen, wenn etwas bedrängt oder gar tiefer erschüttert. Das zeigt vielleicht an, wo energische Änderungen bei uns oder im Verhältnis zur Umwelt anstehen.
Ebenso ist auch wesentlich, all das besser zu bemerken, was einem an Wertvollem oder gar Erhebendem begegnet. Das braucht unsere Seele wie den Sonnenschein.

Aber jedes Zuviel auch davon kann so verwöhnen, daß wir anmaßender oder gieriger werden. Deshalb ist wiederum ein Zurückgewiesensein auf vernachlässigte Wesensbereiche durchaus angebracht.
Als eine Eintrübung im Seelenleben mag das empfunden werden, ähnlich einer Novemberstimmung im Jahreslauf. Jedoch kann es durchaus einen klärenden Effekt haben und ein neues Sich-Finden vorbereiten.
Zum Vorschein kommen mag, was wie verschüttet war. Das können sogar wertvolle Schätze sein, welche in seelischen Tiefen verborgen waren.
Eventuell brauchte es sogar manches Aufrütteln, damit sich ein Zugang dafür öffnet. Was im Untergrund der Seele schlummert, sollte rechtzeitig gehoben werden.
Ansonsten könnte sich daraus auch ein übles, ja explosives Gemisch ergeben. Fast alles, was soziale Abläufe durcheinanderbringt, hängt mit ungenutzten Energien aus untergründigen Seelenzonen zusammen.
Binden wir das gut ein, wird es zu einem schöpferischen Antrieb. Eine stets zuverlässigere Tragekraft kann sich daraus bilden.
Solches ist unbedingt nötig für ein dynamisches Weiterstreben. Aber auch, damit keine negativen Verselbständigungen von seelischen Gegentendenzen auftreten!
Der Wille mag sonst immer zäher werden. In ihm droht vieles zu verfestigen.
Die Gefühle rotieren. Völlig verdreht wird vieles, was an uns herantritt – bis hin zu völligen Entstellungen.
Und das Denken verwildert. So daß immer Boshafteres angezogen wird, das aus der Welt entgegentritt.
Ziemlich verbiestert wird auf das reagiert, was uns von anderen begegnet. Wie zerrissen empfinden wir uns deshalb und hemmen das eigene Initiativwerden.

Auch wenn uns etwas sehr ärgert: Falls wir noch mehr in Zweifel oder Wut geraten, wird Negatives verstärkt.
Dieses kann uns sodann weiter verunsichern oder blockieren. Wird solches nicht gut aufgefangen und bewältigt, mögen sich aggressive Reaktionen daraus entwickeln und schlimme gegenseitige Eskalationen zur Folge haben.
Es sei denn, wir durchschauen diesen Prozeß und verhindern ein böses Aufschaukeln. Deswegen ist ein waches Anschauen dessen verlangt, was sich wie eruptiv an die eigene Seele herangmachen könnte.
An manch einer schmerzlichen Betroffenheit kommen wir da nicht vorbei. Was uns erregt oder erzürnt, das gilt es ruhig zur Kenntnis zu nehmen, ohne uns hiervon überwältigen zu lassen.
Wohl mag Empörendes stattgefunden haben. Wenn jedoch sozusagen noch Öl ins Feuer geschüttet wird, kann sich alles zu einem flächenartigen Brand ausweiten.
Deshalb ist es so entscheidend, zunächst bei uns etwas von dem zu überwinden, das draußen weit vehementer toben mag. Indem wir nicht mitgerissen und hineingezogen sind, erhält das sich anderswo Ausagierende keinen weiteren Nachschub.
Wehret den Anfängen zunächst in euch selber, so könnte das entsprechende Motto lauten. Dann wird verhindert, daß ungute Tendenzen noch genährt sind.
Irgendwie hat das alles stets mit nichtgelebter Liebe zu tun. Was einen innerlich aufwühlt, hängt in irgendeinem Sinne durchaus mit dem zusammen, was sich anderweitig abspielt.
Wir spüren ein Attackiertsein, gerade weil uns bestimmte Geschehnisse nicht unberührt lassen. Dennoch sollte keine übermäßige Empörtheit oder auch Angst auftreten wegen dem Miterfahren von unangenehmen Vorfällen.
Vielmehr verhilft ein rechtzeitiges Innehalten zu freilassenderer Anteilnahme. Ohne daß gleich ein allzu direktes Einmischen geschieht!

Solches kann sonst zu gegenseitigen Verstörungen führen. Auch wenn wir uns zu sehr an Erfreulichem ergötzen, wird dieses bald wieder entstellt.
Erst recht attackiert ist unsere Seele, wenn sie sich auf Negatives noch konzentriert. So sind nicht bloß wir mehr hineingezogen, sondern Problematisches selber wird verstärkt.
Ganz vernarrt zu sein in optimistische Erlebnisse, kann diese wieder schwächen. Weil sie sich nur mit stiller Dankbarkeit und Zufriedenheit bewahren lassen!
Deshalb bedürfen wir einer realistischeren Positivität. Hierbei gilt es sich an dem zu orientieren, was auf gute Manier förderlich sein kann. Wobei manches davon nur bestehen bleibt, falls der Mensch sich still behauptet gegenüber Abwegigem!
Obschon das Gefühl immer etwas vorauseilen möchte, kann dies heilsame Dienste leisten. Zeigt unser Ich eine gewisse Zurückgehaltenheit, ohne die Qualität des Empfindens zu behindern, mag dieses desto echtere Weisung bieten oder gar eine warnende Funktion ausüben.
Bestens zu Diensten sind uns dann die Gefühle. Wenn wir sie nicht maßregeln sowie auch kein Überwältigtsein zulassen!
Also empfindende Prozesse keineswegs unterbinden, doch uns von ihnen auch nicht drangsalieren lassen. Ein schönes Zusammenspiel soll sich ergeben.
Wo wir mal wie von einer Woge mitgetragen sein mögen! Aber aufgepaßt, es kann auch zuviel werden im Emporstieg – bis hin zu ganz entrückendem Empfinden.
Deshalb wäre stets eine Selbst-Gefaßtheit anzustreben. So können wir ein Auf-und-ab der Gefühle gerne zulassen, durchaus auch in Gegenrichtung mit eher betroffenerer Tendenz.
Wenn zugleich um ein Geborgensein in einer ichhaften Mitte gerungen wird! Dann läßt sich wieder ein innerer Ausgleich erreichen. Am meisten hat das mit Seelenkunst und innerer Kreativität zu tun: daß wir durch unsere Empfindungen an al-

lem beteiligt sein können, was sich in und um uns abspielt. Das soll jedoch nicht am Selbst zehren, sondern dieses bereichern. Sofern sich jeder immer wieder auf die eigene Ich-Mitte besinnt! Ja, diese realisiert sich dadurch erst richtig.
Sich als solche wahrnehmend – und sie dadurch mehr verwirklichend. Realisierung also im doppelten Sinn des Wortes verstanden!
Ich bin mich selbst nur, wenn mir das genügend bewußt wird. Ohne daß dies von der Welt abschließt!
Zuweilen braucht es zwar eine Enge, wo der Mensch auf sich zurückgeworfen wird im Leid. Dies konfrontiert ihn mit all dem, was an Ungewandeltem zu ihm gehört, also noch nicht ich-durchdrungen ist. Doch sind unbedingt auch freudige Erlebnisse vonnöten. Sonst bleibt der Einzelne zu sehr an sich gefesselt und macht einen traurigen Eindruck.
Es darf sich eben nichts zu sehr verselbständigen, weder das Emporhebende noch etwas Niederziehendes. Wohl hat es durchaus seine schönen Seiten, wenn wir in Seelenfreude weit über uns hinausgetragen sind.
Aber dann ist auch eine Umkehr dran, wo ein Schmerz ganz auf uns selbst weist. Ohne daß wir darin zu sehr verhärten!
Wer leidvollere Lebensphasen heilsam zu bewältigen versucht, kann daraus vielleicht am meisten lernen. So können uns diese vor allem aufgeschlossener machen für all das, was auch sonst an Unstimmigem in der Welt vorhanden ist und wo sich eventuell weit Schmerzlicheres ereignet.
Eine Mitleidensfähigkeit mag erwachsen. Sie erlaubt eine innigere Anteilnahme an dem, was anderen Menschen oder der Kreatur überhaupt zustößt.
Anstatt in Trübsinn zu verharren, kann sich übers transformierte Leidensgeschehen ein umso intensiveres Mitfühlen entwickeln. Das aufrechte Durchstehen eigener Schmerzen sensibilisiert für anderweitige Nöte.

Wir mögen dann desto mehr erkennen, worunter fremde Geschöpfe leiden und was ihnen an positiver Zuwendung entgegengebracht werden sollte. Insofern kann wirklich gelten: Der gut bemeisterte eigene Schmerz lehrt einen, was anderswo gebraucht wird und wie wir uns besser einbringen können – um sogar Schlimmeres zu verhüten.

Statt daß wir nur in irgendwelchem Selbstgenuß schwelgen, bilden sich neue Verbundenheitsgefühle aus für die gesamte Umwelt. Während allzu rauschhafte Glücksmomente recht schnell wieder verpuffen, läßt die positive Leidensbewältigung beständigere Seelenqualitäten ersprießen.

Echte innere Tragekraft wächst uns dadurch zu und hilft, mit kommenden eigenen sowie auch allgemeineren sozialen Bedrängnissen fruchtbarer umzugehen. Aufgrund solcher Bewältigung schreiten wir zuversichtlicher in Zukunftszeiten hinein.

Tragisch dagegen ist, wenn die persönliche Verflochtenheit verkannt bleibt und nur an Mitmenschen oder der allgemeinen Lage herumkritisiert wird. Ja, es kann eine richtige Gier entstehen, ständig noch mehr Negatives aufzudecken.

Dann erfolgt gerade kein Sich-Stärken, ja ein seelisches Verwandeln daran. Vielmehr verbindet man sein Wesen mehr mit Verfehltheiten und steigert letztere noch.

Wenn wir manches Ungenügen spüren, läßt sich daran so erwachen, daß bereits die Wende hin zu einer Besserung eingeleitet wird. Im Aufmerken an dem, was verkehrt läuft und nicht weitergehen soll, keimt schon eine Empfänglichkeit für etwas Voranführendes heran.

Heilsam verarbeitete Leiden helfen nicht nur, sich von Belastungen zu lösen. Es wird auch eine neue Sensibilität veranlagt gegenüber dem, was weiterleiten kann.

Vor allem gilt es, das eigene Ich stets mehr zu konsolidieren. Auf dieses allein kann wahrhafte Zukunft bauen. Relativieren mag sich auch bald, was bloßes Unbehagen ist. Stattdessen

werden wir zunehmend betroffen sein von dem, was echte Weltproblematik ist.
Dabei dürfen wir nicht auf Verkehrtes fixiert bleiben. Sonst kann es sein, daß uns geradezu ein Weltenschmerz überkommt. Übergroß mag dann erscheinen, was alles an Übeln zu bewältigen ist. Das läßt sich nur aushalten, wenn zugleich an dem mitgearbeitet wird, wo wir im Kleinen bereits etwas bessern in bezug auf irgendwelche Mangelsituationen.
Leidenserfahrungen weisen uns immer wieder auf etwas, das aufzuarbeiten ist – im eigenen Schicksal oder in größeren Zusammenhängen. Scheinbar sind wir wie zurückgeworfen.
Jedoch bietet das die Gelegenheit, wieder einzubeziehen, was vielleicht verloren worden wäre auf weiteren Entwicklungspfaden. So daß wir danach bereicherter voranschreiten können.
Desto freudiger werden kommende Zeiten sein, je positiver wir mit Vergangenheitslehren umzugehen verstehen. Es sollte uns nicht nur traurig machen, wenn das zwischendurch manche Bemühungen bremst.
Ansonsten wäre möglicherweise zu schnell vorangeprescht worden und Wertvolles hätte sich entzogen. Eventuell tritt sogar manches Unglück ein, weil wir zuwenig vorbereitet sind auf neue Herausforderungen und es an Umsicht mangeln lassen. Aus dem Ringen mit Beschwerlichem kann sich eine eigene Wesenskräftigung ergeben. Wir sind eher befähigt, Hürden zu überwinden, welche sich uns noch in den Weg stellen.
Freilich braucht es genauso anregende Zukunftsblicke, damit wir nicht verzagen. Das müssen allerdings nicht Versprechungen auf paradiesische Zustände sein.
Hilfreich ist schon die Einsicht, daß mehr Leichte und Lockerheit sich ergibt, indem wir einiges Verbohrte oder Festgefahrene hinter uns lassen.
Auf entspanntere Verhältnisse können wir hoffen, wenn kritische Komplikationen nicht beiseitegeschoben oder noch ange-

häuft werden, sondern ein echtes Bewältigen angefangen hat. Umso ausgeglichener sowie auch gesicherter können wir uns voranbewegen. Wird gegen Unerquickliches nur angekämpft, mag es sich intensivieren.

Gelingt es stattdessen, daß wir uns in friedvoller Verfassung auch Schwierigem stellen, kann das zumindest beitragen, von versteckten inneren Unausgeglichenheiten freizukommen. Ein besseres eigenes Stehvermögen gegen sonstiges Attackiertsein ist so zu erwerben.

Freieren seelischen Spielraum verleiht das gegenüber weiterem Herausgefordertsein. Wir können ein richtiges Aufheitern in uns erleben.

Eben weil düstere Zusammenballungen abgeschwächt oder geradezu aufgehellt wurden! Zuversichtlicher dürfen wir nun nach vorne schauen.

Jedes Überwinden von seelischen und sozialen Hinderungen – mag es auch zeitweise recht leidvoll dünken – wappnet uns in bezug auf Zukunftsgefahren oder reduziert diese sogar. Um so heiterer sind die Aussichten für all unsere weiteren Bestrebungen. Von mancher Verstocktheit können wir gründlich kuriert sein. So daß dies uns nicht mehr heikle Streiche in tückischen Momenten spielt, wenn wir mit eigenen Seelenkräften an eine Grenze gelangen.

Sich trotzdem nicht zu verheddern, kann von rettender Bedeutung sein. Wir sollten weder mit uns noch anderen hadern, wenn irgendeine Komplikation zunimmt.

Dies verschlimmert die Lage nur. Vielmehr wäre stets so positiv wie möglich dem zu begegnen, was uns trifft.

Besonnenes Verhalten gestattet, ein tieferes Schicksalsvertrauen zu gewinnen. Was uns auch entgegentritt: Es können bessere Zeiten erwartet werden, falls wir daraus lernen.

Obwohl zwischendurch manches so erscheint, als sei nichts zu machen! Doch wir bewähren uns vielleicht daran. Das eigene Wesen kann gediegener weiterschreiten.
Indem wir Verkehrtheiten früher durchschauen, läßt sich ein gewandeltes Verhalten einleiten. Auch Traumerlebnisse können dabei helfen, welche uns vor einigem warnen, was eine verhängnisvolle Richtung einschlagen könnte.
Falls wir daran erwachen, ist eher mit einem Umsteuern zu beginnen. Dies kann heikle Zuspitzungen verhindern.
Ansonsten mögen Erfahrungen eines Ausgebranntseins hinzutreten. Die Seele selber streikt dann sozusagen, oft auch begleitet von einer körperlichen Erschöpftheit.
Solche Zustände, wo der Mensch sich völlig ausgezehrt fühlt, häufen sich durch übermäßiges Gefordertsein. Das kann auch durch zu starkes Hängen an technischen Gerätschaften bedingt sein.
Australische Forscher haben vor Jahren ermittelt: Wenn ein Mensch rund sechs Stunden am Tag vor dem laufenden Fernsehgerät sitzt, kann das seine Lebenszeit um fünf Jahre verkürzen.
Ähnlich belastend sei dies wie zuviel Nikotingenuß oder Übergewicht. Schon das zu lange Sitzen ist hierbei schädlich. Innere Starrewirkungen treten infolge des häufigen Benutzens elektronischer Apparaturen noch dazu.
Insofern ist es höchst heilsam, ein Ausgeliefertsein an zuviel Technik drastisch zu reduzieren oder völlig aufzugeben. Zumal über elektronische Medien noch zahllose Inhalte vermittelt werden, welche Falschmeldungen beinhalten.
Je künstlicher die äußeren Einflüsse sind, welche uns vereinnahmen, um so größere Ausgezehrtheit kann das verursachen. Alles hingegen, was an natürliche Lebendigkeit anknüpft, mit künstlerischem Schöpfertum verbunden ist und spirituelle Kräfte einbezieht, schafft einen gesunden Ausgleich.

Solches bestärkt uns nicht nur im Tagesdasein. Vielmehr kann sich auch eine schützendere Begleitung durch die Nacht anfügen. Wer an zuviel Künstlichkeit hingegeben ist, schwächt nicht nur die eigene Leibesverfassung. Auch das Menscheninnere wird zunehmend attackiert sein.

Um so mehr sollten wir nach Unterstützung suchen für ein ausgewogenes Weiterkommen. Hierzu können vor allem menschliche Begegnungen beitragen, welche sich einem wertvollen gegenseitigen Fördern widmen.

Nichts kann mehr anregen, ja geradezu beflügeln. Unsere Gefühle erhalten Auftrieb, was über vielerlei Schwierigkeiten hinweghilft.

Was am meisten trägt durch heikle Angriffe, ist ein guter seelischer Beistand. Mit negativen Belastungen von außen her sowie auch durch eigene dunkle Verstricktheiten läßt sich sodann besser umgehen.

Ist etwas allzu bedrängend für uns, braucht es durchaus wieder eine gewisse Distanz dazu. Sonst werden wir zu sehr hiervon überwältigt. Es droht die Seele aus dem Gleichgewicht zu geraten.

Destruktives kann sich dann im eigenen Wesen festsetzen. Dieses wird aufgewühlt und ausgezehrt. Deshalb ist Wachsamkeit vonnöten, um früh genug schädigende Einflüsse wahrzunehmen und nicht noch davon besetzt zu sein. Außerdem wären hilfreiche Anregungen einzubeziehen, die uns von zersetzenden Tendenzen freihalten oder sie abmildern.

Durch ungute Einstellungen können Menschen sich auch gegenseitig herunterziehen. Genauso aber ist es möglich, daß ein achtungsvoller Austausch uns wieder aufzurichten vermag – obwohl wir vorher seelisch am Boden lagen oder uns gar wie ausgelöscht fühlten.

Jedenfalls mag immer wieder eine leidvolle Tiefpunktsituation durchzumachen sein. Das kann jedoch auch wie der Gang

durch ein Nadelöhr erscheinen, indem das Verhaftetsein an Altlasten sich löst und eine Offenheit für Neues vorbereitet wird!
Siehe da, der Leidensprozeß entpuppt sich gar wie ein Knospenzustand. Daraus kann eine Empfänglichkeit für Zukunftsentfaltungen erwachsen. Letztere gleichen mal einem Blütenprozeß. Der kann durch die Zuwendung von Mitmenschen besonders gefördert werden.
Deren interessierte Anteilnahme läßt das Seelenleben richtig erblühen. Der Same für solch ein späteres Entfalten mag bereits vorgeburtlich gewartet haben.
Beim kindlichen Heranwachsen geschieht etwas wie ein seelisches Verzweigen und Blattbilden. Trotzdem können noch verschiedene Enttäuschungen im Jugendalter folgen.
So daß wir als Erwachsene ziemlich aufs Eigenwesen zurückgeworfen sind. Ja, dieses mag sich wie eingekapselt fühlen.
Dennoch gemach. Es ist so manche Durchgangsphase notwendig, wo alles sich zusammenzieht und neu findet.
Schließlich beginnt ein Entfalten, was vielleicht bereits vor der Geburt angelegt wurde. Sodann geschah etwas wie eine Eiablage, aus der ein seelisches Raupenleben hervorging. Das hat sich bis ins letzte abzumühen.
Ein vermeintliches Zugrundegehen gleicht sodann in der Tat einem Larvenstadium. Unser Althergebrachtes wird völlig umgewältzt und neu impulsiert.
Auf daß daraus ein Seelenschmetterling ersteht! Frohgemut und wie beflügelt kann sich die weitere Existenz fortsetzen.
Oder um nochmals an eine pflanzenähnliche Abstufung anzuknüpfen: Die eigentlichen Lebensfrüchte gedeihen.
Unbedingt gilt dabei, daß ein echtes Reifen nur geschehen kann, wenn Menschen authentisch sind. Das heißt, sie müssen ihren eigenen Idealen treu bleiben und diese immer besser ins Handeln umzusetzen versuchen.

Durch uns kann sich alles fortsetzen

Die Sinne stehen der Seele als Pforten zur Verfügung. Sie erhält Zutritt zur Welt beziehungsweise letztere reicht zu ihr heran. Sonst könnten wir auch den Sinn des Daseins nicht entdecken. Das hat zu tun mit einem Erwachen an den Welterscheinungen.

Jeden Tag läßt sich dies aufs neue erleben, wie wir dadurch uns selbst finden und einen bewußteren Zugang zu allem, was unser Werden mit der Welt zusammen betrifft. Nur dadurch kann sich unser Wesen entfalten.

Ohne die Welt könnten wir nicht sein. Aber es würde auch fehlen, was den Sinn von ihr ausmacht.

Die äußeren Botschaften unterliegen ständigem Wechsel. Sie befinden sich in einer fortwährenden Wandlung.

Beständigeres wächst jedoch durch uns heran. Wir nehmen auf und tragen weiter, was draußen vergeht.

Zwar ist die Seele voller Schwankungen. Hin und her wechselt sie zwischen sich sowie anderweitigen Erscheinungen.

Doch durch all diesen Austausch gedeiht etwas Weiterführendes mit uns selber. Im Sinne einer zunehmenden geistigen Beständigkeit läßt sich das verstehen.

Was wir draußen sehen oder sonstwie wahrnehmen, all das ist Ergebnis eines Vergangenheitswirkens. Nichts bleibt hier von Dauer.

Aber was sich in der Begegnung damit entzündet, immer bewußter erkannt und weitergepflegt werden kann: Das leitet in kommende Zeiten hinein.

Ein neues Weltenkeimen ereignet sich durch uns. Das Wahrnehmen weckt ganz spezifische Empfindungsqualitäten in jedem Menschen.
Es bewegt sich anders weiter. Und dennoch steht alles in einem größeren Zusammenhang.
Wie Textabschnitte sind das, welche sich erst zu einem Ganzen fügen sollen. Jeder Einzelne trägt etwas weiter, was sich über den menschlichen Austausch vervollständigen läßt.
An der Welt wachen wir zu freier Geistbewußtheit auf. Wir treffen auf sie als Gegen-Stand.
Das ist durchaus wörtlich zu begreifen. Sie steht dem Menschen gegenüber und weist auf ihn zurück.
Was in der eigenen Seele ausgelöst wird, ist ein geistiges Zukunftswerden. Dieses vollzieht sich durch waches Erkennen und des weiteren im Begegnen mit anderen Menschen.
Unser sonst wie verkapseltes Eigenwesen findet dadurch zur eigentlichen Entfaltung. Zum Erblühen gelangt es.
Darauf weiter blickend, läßt sich an einer Zukunftsgeistigkeit teilnehmen. Mit uns wächst eine neue Welt heran.
Wer zu sehr in seiner Eigenheit wie versponnen ist, bleibt sich selbst ein Rätsel. Zur Lösung gelangt dies in zwischenmenschlicher Zuwendung.
Dann enthüllt und bekräftigt sich das Geistgeheimnis vom eigenen Ich. Dieses hat mit einem Weltwerden von uns selbst zu tun. Ich bin, was mich mit Anderem weiterbringt. Wir erwachen nicht nur am Weltganzen. Ohne unser Sein fände dieses keine Fortsetzung. Sonst gäbe es nur Vergehendes.
Schon indem wir dies denken, wird mitgeschaffen am Fortgang der Welt. Jenes geistige Licht ist neu ins Bewußtsein zu heben, aus welchem alles zunächst entstand.
Sicherlich waren auch Trennungsprozesse durchzumachen. Ohne sie hätte es keine gesonderte Eigenexistenz für uns gegeben.

Im Grunde sind daraus all die Leiden, aber auch Freuden unseres Daseins zu verstehen: zwischen Abkapselung und durch uns bereichertes Wiedervermählen. Ein fortgesetztes Pendeln dazwischen kennzeichnet die menschliche Entwicklung.
Bereits mit dem Ein- beziehungsweise Ausatmen bleiben geheimnisvolle Bereicherungen verwoben sowie zwischen Wachsein und Schlafen. Der Gang durch den Tod zu neuer Geburt führt solch ein Geschehen noch weiter.
Bis wir irgendwann unsere Selbstbehauptung in ganz gesicherter, zugleich hingebungsvoller Art vollziehen. Auf daß Ich-Erfahrung und Welt-Begegnen sich stets mehr als zusammengehörend erweisen!
Dazwischen vermittelt unsere Leiblichkeit. Zunehmend kann sich ein selbständiges Menschenwesen heranbilden, welches zugleich das Weltgeschehen immer besser voranträgt.
Der Leib stellt eine Modellstätte hierfür dar. Aus dieser schält sich wieder ab und entsteht aufs neue, was weitergeht als geistig-seelisches Enfalten.
Freilich muß manches noch durch ein Chaos schreiten, um sich völlig umzuformen. Was nicht so recht zueinanderpaßt, hat Unbehaglichkeiten zu bewältigen, bis hin durch verschiedenste Krankheitstendenzen.
Diese hängen mit einem ungenügenden Übereinstimmen vom angestammten Leibesorganismus und unserem zukunftsgerichteten Wesen zusammen. Weder darf sich der Körper zu sehr auszehren noch das geistig-seelische Wesen.
Stets wieder muß um ein Gleichgewicht zwischen beiden Seiten unseres Wesenswerdens gerungen werden. Wohl haben wir ein wunderbarstes körperliches Instrument oder auch Werkzeug zur Verfügung. Dieses hat jedoch manche Tücken oder Launen – wie auch unser Inneres.
Geistig läßt sich das anschauen und nach Ausgleich suchen. Damit mehr Harmonie einzieht ins Verhältnis zum Köper!

Wir haben einen Leib und leben darin als werdendes Geistwesen. Zwar kann er wie eine Abgrenzung gelten. Dennoch durchdringt sich alles.
Recht simpel ist die Vorstellung, im Leib stecke die Seele wie in einem Sack. Der eine Mensch ist zugeknöpfter und erscheint introvertierter. Bei einem anderen fließt einiges geradezu über. Dies sind dann extrovertierte Züge.
Durchaus sollte sich die Beziehung zum Leib weiter sensibilisieren. So daß wir stets einfühlsamer mit diesem umgehen, auch die Weltbezüge mehr berücksichtigen.
Und Geistiges soll nicht auf allzu abstrakte Distanz gehen. Sondern es gilt, ein inniges Feingefühl oder eine intensivere Hingabe in bezug auf all das zu erwerben, was uns im Leben entgegentritt.
Ohne daß es aber den Leib zu sehr belastet oder wir von ihm vereinnahmt werden. In frischeren Momenten mag dies zu einem euphorischen Hochgefühl verleiten – wo wir uns zuviel zumuten oder allzu begierig sind.
Irgendwann führt das dann zum emotionalen Absturz mit Phasen nachfolgender Erschöpftheit. Ein Wechsel zwischen Übermut und Niedergeschlagenheit ist die Folge, worauf bereits verschiedentlich hingewiesen wurde.
Hartnäckige depressive Gefühle können drohen, wenn eine irdische Schweremacht uns zu sehr einholt. Das mag so bedrückend werden, daß ans Auslöschen des eigenen Lebens gedacht ist. In traurigen Zeiten nimmt die Tendenz zu, sich von Mitmenschen zurückzuziehen. Befürchtet wird, daß das eigene Unbehagen noch deutlicher spürbar sein mag.
Trotzdem ist zuviel Isoliertheit auch tragisch. Denn das kann von dem abschnüren, was uns aus dem seelischen Tiefpunkt wieder herausholt. Einer Selbstbestrafung ähnelt dies oft. Weil wir uns so schlecht empfinden, darf nichts Bedeutsameres an einen herankommen. Obwohl es desto nötiger wäre.

Wer sich – sein Ich – dem Dunkelsten gegenüber zu behaupten weiß, kann daran erstarken. Ja dann wächst eine größere Empfänglichkeit heran für Wertvolles im eigenen Dasein.
Ohne daß wir uns aber an übermäßige Erwartungen ausliefern und danach eine um so intensivere Enttäuschtheit folgt. Wird Förderliches in stiller, inniger Dankbarkeit entgegengenommen, kann es wie ein Lebensbrot wirken.
Was das Leibesinstrument betrifft, sollten wir so gut wie möglich darauf bauen. Ohne sich jedoch damit allzu sehr zu identifizieren, gar daß es uns dirigiert.
Und die Seele darf nicht wie eingeigelt sein und noch etwas wie abstoßende Stacheln nach außen richten. Vielleicht werden sonst auch bedeutendste Hilfen abgestoßen.
Zum Geist können wir frei streben – wenn sich das Seelenleben ausreichend öffnet. Dann bleiben weitertragende spirituelle Impulse zugänglich.
Unser Körper ist ein denkbar bestes Werkzeug fürs Anteilnehmen an der Welt und das Eingreifen in ihr. Ja noch mehr! Wir tragen mit der Leiblichkeit das großartigste Kunstwerk spazieren, welches sich überhaupt vorstellen läßt. Die gesamte bisherige Weltgeschichte und das ganze All haben mitgearbeitet, um uns dies zur Verfügung zu stellen.
Nichts Kostbareres gibt es, muß aber sinnvoll genutzt werden. Andernfalls verlottert das allmählich oder wird stets kränker.
Nur lebendige Beweglichkeit und Kreativitätspflege kann helfen, daß uns dieses einzigartige Leibesinstrument weiter zur Verfügung steht. Geistiges Bestärken muß hintreten, damit alles in guter Gestimmtheit bleibt und ein heilsames Zusammenwirken stattfinden kann.
Dies ist überhaupt das klarste Kriterium fürs Gesundbleiben: daß Leib, Seele und Geist sich in Harmonie zu einander befinden oder eine solche immer wieder neu zu erreichen versuchen. Edelstes Gefäß dafür ist unser physischer Leib. Rhythmische

Lebensgestaltung läßt alles von einem anregenden ätherischen Kräftefluß begleitet sein.
Dem Atem gemäß kann die Seele beschwingt einstimmen. So daß geradezu von einer tänzerischen oder eurythmisierenden Bewegtheit durchzogen ist, was wir vollbringen!
Ein ichhafter Geistesquell kann sich anschließen. Durch ihn wird alles stets inniger erneuert.
Wenn es dann so locker heißt, jeder solle seine sieben Sachen zusammenhalten, so kann das durchaus viel tiefer verstanden werden.
Die Physis, das ätherische Bildekräfteleben und der astralische Seelenleib schließen sich dreifach auf für einen Gottesbeistand. Unser Ich als viertes ist Tor dafür. Das kann fünftens den Astralleib zum Geistselbst erheben.
Unsere Bildekräfteorganisation vermag eine bewußte Erneuerung zu erfahren. Der Lebensgeist steht uns sechstens zur Seite.
Sodann kann siebtens eine Veredelung auch den physischen Leib erfassen. Aus diesem beginnt ein zukünftiger Geistesmensch aufzukeimen.
Eine fortwirkende Wandlungsarbeit gilt es zu leisten bis in fernste Erdenzukünfte. Doch kann auch gesehen werden, daß uns ein helfender oder geradezu rettender Geistesstrom entgegenkommt.
Dieser hat eine regenerierende Qualität. Verjüngende Impulse werden in unser Wesen hineingetragen.
Obschon vom Kopf aus allzu Fertiges von der Vergangenheit her dominiert! Es beinhaltet zwar die größte Wachheit, bringt jedoch auch die stärksten Abbauwirkungen mit sich.
Von unten, vom Gliedmaßen- und Stoffwechselgeschehen aus ist eine Belebung tätig. Und beides begegnet sich im Herzen.
Letzteres ist hiervon bewegt, muß sich aber auch mäßigend und regulierend dazwischenstellen. So daß ein andauernder

vermittelnder, ja heilender Ausgleich sich in uns abspielen kann.
Unsere Gedanklichkeit möchte sich alles perfekt vorstellen. Was nicht selten wieder ziemliche Enttäuschungen zur Folge hat!
Glücklicherweise wird vieles von sonstigen Lebensereignissen wieder in Frage gestellt oder sogar umgekrempelt. Eine fortgesetzte Freiheitsdramatik durchzieht das eigene Dasein.
Ein Todeswalten macht uns von oben aus wach. Dem Ersterbenden des Kopfes wird klarste Bewußtheit abgerungen.
Dort hingegen, wo im unteren Menschen die Leibestätigkeit wie im Schlafe liegt, da steigen die wertvollsten Beginne in uns empor. Neues Leben wird in Empfang genommen.
Dazwischen waltet ein träumerisches Gefühlsgewoge. Es lockert Altes in uns auf und besänftigt manchmal fast überschießende Triebhaftigkeit.
Dem sich vom Haupte aus erhebenden Denken ist Höchstes möglich. Wir können augenblickliche Situationen überschauen und sie zu wandeln versuchen.
Doch wird auch auf vielerlei Hemmnisse gestoßen. Gerade daran ist unser Wille zu stärken.
Er entwickelt sich im Ringen mit den Erdenwiderständen. Häufig sind wir aber gefühlsmäßig zu sehr davon beeindruckt oder zumindest verunsichert – und lassen uns hängen.
Wenn sich nicht immer wieder neue Gedankenperspektiven eröffnen! Mit ihnen können wir uns von allem Gebundensein ans Vorgegebene lösen.
Weiterführendes läßt sich aber nur umsetzen, wenn die Gefühle auf einladende Manier mitzunehmen sind. Weckt etwas die Begeisterung oder beflügelt es uns geradezu, ist auch der Wille gerne dabei.
Wird nur unter äußerem oder innerem Druck gearbeitet, bringt das die Seele in Bedrängnis. Sie verhärtet eher.

Damit Gefühl und Wille uns in guter Weise zur Seite stehen, bedarf es lichtvoller Geistesziele. Diese richten die Seele auf, statt daß sie sich von Beschwerlichem zu sehr bannen läßt.
Ein schöner Schwung kann in Gang kommen. So daß unser Empfinden sich gerne anschließt und das bis ins Handeln übergreift.
Wo etwas erzwungen werden soll, entsteht eine Gegenwehr. Ein Widerwille bäumt sich auf.
Insofern ist das stets wieder ein eigenes Sich-Erproben. Nur was wir aus liebender Einsicht vollziehen, ist einladend fürs fühlende und willentliche Mitmachen.
Geradezu freundschaftliche Verhältnisse in bezug auf sich selbst gilt es aufzubauen. Dann werden die Seelenkräfte uns gerne begleiten, ja vorantragen.
Entschieden, jedoch auch geduldig hat die Einstellung ihnen gegenüber zu sein. Falls zu großer Druck beziehungsweise zuviel Laschheit waltet, wird einiges fehlgehen, sich sträuben oder querschießen.
Unser Seelenleben ist konkretester Prüfungsort für jeden von uns selber. Wer etwas vernachlässigt oder überzieht, kriegt irgendwann die Rechnung präsentiert – mitunter sofort oder erst nach längerer Zeit.
Mitten im Dasein und durch dieses selber werden wir erprobt. Im Krisenfall läßt sich am wenigsten vortäuschen.
Solange es bei jemand einigermaßen läuft, scheint sich Unangenehmes überspielen zu lassen. Wenn jedoch mal innegehalten wird oder Unerwartetes dazwischenkommt, kann die Misere desto deutlicher sein.
Dann verschwinden die Möglichkeiten des Verdrängens. Zum Vorschein tritt, was bei uns oder auch anderswo danebenliegt.
Häufig wird trotzdem noch versucht, andere Menschen zu beschuldigen und abzufertigen. Irgendwann bringt auch das nichts mehr.

Schließlich sollte volle Ehrlichkeit walten. Unverfälscht wäre anzuerkennen, wie es mit uns und dem Verhältnis zu sonstigen Weltangelegenheiten steht.
Als Selbstgericht des Geistes kann dies beschrieben werden. All unsere Ungeklärtheiten im Innern und zur Umgebung mögen zutage treten und wären zur Kenntnis zu nehmen.
Möglichst aufrichtig ist dies auszuhalten. Dann wird unser Wesen daran sogar wachsen.
Einem seelischen Sich-Aufrichten kann dies gleichen. Mag auch nicht weniges sehr vertrackt wirken, gewinnen wir neue Stärke – insofern dem unangenehmen Anblick dennoch standgehalten wird.
Auch die Tiefen gilt es zu ertragen. Im ruhigen Anblicken hiervon kann Höheres anwesend sein. Ja, letzteres läßt sich nun besser einverweben.
Spirituell können wir uns weiten, aber auch sozial. Und es führt der eigene Tiefentest zu echter Wesensbereicherung.
Halten wir den inneren Seelenproben stand, so rufen diese auf, was uns voranleiten kann. Andernfalls kriegen uns eher niederziehende Gewalten in den Griff. Auf längere Sicht wird solches aber nicht fruchten.
Unsere Seele ist so groß, daß wir nicht übermäßig vereinseitigen dürfen. Sie verlangt nach ausgewogener Menschen-Welt-Verbundenheit und auch kosmisch-spiritueller Einbeziehung.
Ansonsten rebelliert immer wieder etwas gegen das eigene Wesen. Wenn wir sozusagen zu beschränkt darüber verfügen möchten.
Wir bedürfen intensiver sozialer Offenheit und Zuwendung sowie schöner Geistinnigkeit. Nur dadurch kann unser Seelenwesen sich verträglich zeigen.
Wo wir zu sehr abgekapselt oder aber fremdbestimmt sind, entsteht eine innere Auflehnung. Der seelische Reichtum kehrt sich ins Gegenteil um und erzeugt eine Selbstblockade.

Richtig verstanden dennoch zum Schutz! Denn falls sich keine solche Auflehnung zeigen würde, müßten wir uns in Extreme verlieren.

Vereinseitigende Tendenzen sollten schließlich so eingebunden werden, daß wir zu einer seelischen Ergänzung hinfinden. Wahres Befrieden kann dann ins eigene Innere einziehen.

Das verlangt unbedingt ein Harmonisieren der Seele. Ebenso zwischen uns und dem Umkreis!

Wer nur auf sich blickt, bleibt eher wie verstockt. Die seelischen Kräfte krampfen sich zusammen. Wir leben bald im Streit mit uns. Echte Hingabequalitäten sind deshalb schon für die eigene Seele entscheidend. Damit wir zu einem friedevollen inneren Einklang gelangen!

Letzteres ist überhaupt kein Naturereignis. Es ergibt sich immer weniger von allein.

Vielmehr haben wir stets mehr daran mitzuarbeiten. Anders läßt sich kein einigermaßen stimmiges Verhältnis zu uns selbst und zur Welt entwickeln.

Das Denken mißrät sonst zum automatenhaften Reflex. Es steckt voller Vorurteile, Dogmen, Schiefheiten oder gar Negativitäten – wenn wir dieses sich selbst überlassen.

Stets neu gilt es Weltbezüge zu erfragen. Scheinbar Widersprüchliches müssen wir zulassen. Nur aus dem gegenseitigen Abwägen und Gewichten ist zu passenden Einschätzungen irgendwelcher Abläufe hinzufinden.

Auch die Gefühle rollen ohne unser Zutun stets launenhafter ab, ziehen nieder oder wühlen auf. Da muß gekonnt gegengesteuert und beruhigt werden, um zu einem gesunden Empfinden einer jeweiligen Gesamtsituation vorzustoßen.

Erst richtig getrieben sind wir von einem ungeformten Willen – statt daß dieser gemäßigt, aber auch ausreichend angeregt wird. Weil er sich sonst gegen uns auflehnt und wertvolle Aktivitäten blockiert!

Eigentlich ist es so, daß uns ein ganzer Kosmos im Vorstellen, Empfinden und in direkteren Handlungsbezügen begegnet. Zunehmend wird jeder Mensch selber Teil eines Weltgeschehens.

Was sich draußen abspielt, damit ist unser Inneres mannigfach verwoben. Vieles setzt sich fort oder droht sogar übersteigert zu werden. Oder wir können davon wie unterminiert sein.

Beständig braucht es eine heilsam-ausgleichende Bemühung unserer Wesenheit. So können wir gegenüber anderweitig sich abspielenden Ereignissen ins Lot geraten.

Auf den Einstand unserer selbst kommt es stets mehr an. Das gelingt keinesfalls auf einen Schlag.

Was jedes Individuum durchs Gewicht eigener Seelenhaftigkeit hinzufügt, wird immer unverzichtbarer für den Weltenfortgang. Freilich als Dauerprozeß gedacht.

Außerordentliche Geduld erfordert es, bis das fruchtet. Damit überall genug zusammenströmt, ist das Bestreben zahlreicher Einzelseelen nötig.

Bei mancher Begegnung blitzt oder strahlt vielleicht schon etwas von dem auf, was letztlich ein kommendes Welterblühen bedeutet. Jenes innere Licht, welches mitunter erst ein intensives Finsternisringen zu entzünden vermag, es schafft an unserem Zukunftsweg.

Von vielen Einzelnen friedlich Durchlittenes oder sanftmütig Erstrittenes bildet mit die Leuchtesubstanz eines neuen gemeinsamen Fortentwickelns. Zwar mögen nicht wenige weiter durch Phasen vorübergehender Verzagtheit schreiten. Trotzdem ist dies zu bewältigen, weil wir nie ganz verlassen sein müssen.

Gerade das Sich-Behaupten auch in zeitweilig nahezu aussichtslosen Situationen bewirkt kaum noch erhoffte Wendungen. Allmählich gelingt ein zuverlässigeres Bauen auf die Mitmenschen.

Nicht unbedingt jeweils auf dieselben. Doch im wechselnden Bezug mit anderen kann die Gegenseitigkeit zunehmend gediegener werden.
So daß der Einsatz für Erdenzukünfte sich in stets unerschütterlicherer Treue abzuzeichnen beginnt! Gewiß mag es weiterhin Phasen eines vorläufigen Verzweifelns geben, aber das sind nur Durchgangsprozesse.
Die können sogar als unverzichtbar gelten. Denn es muß sich abschälen, was nichts Weiterführendes beinhaltet.
Sonst würden uns Finsterniswirkungen im Wege stehen oder vom Ziel abbringen, wenn wir davon nicht freiwerden könnten. Als ein Heraussterben aus Verkehrtheiten wäre dies zu beschreiben.
Solange wir uns bloß auflehnen oder gar erbittert dagegen ankämpfen, geschieht ein weiteres Sich-Verstricken. Insofern gilt es auch einen Frieden zu finden mit Situationen des Ungenügens. Sie können helfen, um sich von Falschem, Unstimmigem oder geradezu Widerlichem zu lösen. Jedoch ganz ruhig und gelassen.
Aus der letzteren Formulierung läßt sich noch folgendes heraushören: Das Unpassende sollen wir gehen lassen.
Frei von innerem Aufruhr! Falls wir erbost sind deswegen, bleibt etwas davon noch in uns stecken.
Selbstverständlich ist ein Durchschauen dessen notwendig, was unser Vorankommen vereitelt. Einer wachen denkerischen Klarheit bedürfen wir in bezug auf alle möglichen Abirrungen. Aber nicht noch einen Krieg hiermit anzetteln! Eine stille und schöne Seelenharmonie ist erst recht zu bewahren oder stets neu wieder aufzubauen, obwohl soviel gegen uns antobt.
Ja in gütiger Manier bereits ahnen oder hoffen, was allmählich an positiver Überwindungskraft heranwachsen könnte. Eben weil wir uns von irgendwelchen Arbsonderlichkeien immer weniger imponieren ließen!

Echte Geduld, soll sie nicht Berge versetzen? Das läßt sich so sehen, wenn einen auch die ungeheuerlichsten Verdrehtheiten nicht mehr überwältigen können.
Von panischem Schrecken haben wir uns zu befreien. Ein Verbundensein mit höheren Hilfen ist zu lernen, um sich an fatalsten Abgründigkeiten vorbeizubewegen.
Statt ihnen im Geringsten zu verfallen! Vielmehr ist ein schöpferisches Phantasievermögen zu beleben, um auch in einer scheinbar ausweglosen Lage das Licht der Hoffnung nicht aufzugeben.
Während die Erdenwelt in völlig künstliche Abgesondertheiten zu entgleiten droht, bleibt es entscheidender denn je, kreatives Geistbewußtsein im Ich zu aktivieren. So daß eine immer weniger erschütterbare göttliche Nähe bewahrt oder neu aufgerufen werden kann.
Ohne sich von Dunkelmächten zu sehr imponieren zu lassen! Mit der Zeit kann durch solche Selbstbehauptung eine zunehmende innere Stärke in uns einziehen. Wodurch schließlich ein positives Zurückwirken auf Widriges geschieht, ja das Umschaffen hiervon.
Je abspenstiger das ist, was die Welt beherrschen möchte, desto energischer müssen wir uns auf zu realisierende Gottesziele besinnen, um sie stets noch liebevoller einzubeziehen. Das bewahrt vor dem Überwältigtwerden durch abtrünnige Tendenzen.
Zu einer stets größeren Kunst wird die Menschenexistenz generell. Wo fast nur noch zweckgebundene praktische Nützlichkeit zählt, sollte der Einzelne in um so innigerer Art auf das ausgerichtet sein, was mit echter Göttertreue zusammenhängt.
Allein dies schützt gegen die verheerendsten Anfechtungen, welche von vielen Seiten auf uns eindringen. Desto stärker müssen wir an dem orientiert sein, was in spirituellem oder religiösem Sinne tragen kann.

Ganz unabhängig hat dies zu geschehen von äußeren Abläufen. Die innere Ausrichtung vom eigenen Seelenleben soll vor allem zählen. Auch wie sehr wir das gegenseitig fördern!
Bloß intellektuelles Erkennen gilt es aufzulockern und in Fluß zu bringen. Dann lassen sich höhere Wirkenskräfte aufnehmen und einbeziehen.
Durch bildhafte Vorstellungen vermag die Seele immer empfänglicher zu werden für reale Geistbegegnungen. Solches kann sich überall und jederzeit ereignen, wenn genug spirituelle Aufgeschlossenheit existiert.
In fragender Anschaulichkeit haben wir uns dem anzunähern, was es geistig aufzugreifen gilt. Dafür ist auch ein Mehr an abwartendem Hinlauschen nötig.
Damit sich auch kundzugeben kann, worauf unser Seelenwesen ausgerichtet ist! Ganz Organ einer hinhörenden Empfänglichkeit müssen wir werden.
So nur können auch verborgene Antworten erfolgen auf unser hingebendes Fragebemühen. Ein stilles Sich-Offenhalten ist entscheidend.
Reines Empfangsorgan werden können wir für lebendige Geistesimpulse. Letztere senken sich wie Samen in unseren Seelengrund.
Sie entfalten sich in der Stille. Wenn wir Geduld üben und wachsam sind im Hinblick auf weitere Möglichkeiten!
Das Leben selber wird die Antwort bringen. Im praktischen Dasein kann uns zuströmen und begegnen, was benötigt wird fürs individuelle oder auch gemeinsame Vorankommen.
Je intensiver die seelische Hingabequalität ist, desto kraftvoller kann das sein, was aus irgendwelchen Weltzusammenhängen heraus reagiert. Tiefere Schicksalsbezeugungen treten dem eigenen Anliegen entgegen. Doch müssen wir genügende Aufmerksamkeit dafür besitzen.

Helfende Nöte

Was will uns die Seele nicht alles erzählen? Wovon sie berührt, angezogen oder auch attackiert sein mag!
Im Grunde erweist sich das Seelenleben als beständiger eigener Kommentar in bezug auf alles, womit wir verwoben sind. Anfangs kann das meiste sehr rätselhaft erscheinen. Mit der Zeit aber erläutern sich sowohl die attraktiveren Prozesse als auch manches Widerstrebende gegenseitig.
So wird die seelische Erlebniswelt zum immer sprechenderen Buch oder auch zu etwas wie einer Landschaftsschilderung. Nur eben daß die Szenerie ständig wechselt, Neues eintritt oder Altes gewandelt auftaucht.
Im Wieder-Erinnern wird vieles besser oder überhaupt erst verstanden. Beziehungsweise es läßt sich allmählich verarbeiten.
Nicht wenige Vorkommnisse treten unerwartet auf und überfordern uns gar. Das eigene Reagieren bringt zusätzlich häufig noch mancherlei durcheinander.

Wir stecken mitunter in einem Irrgarten der Gefühle oder wie im inneren Labyrinth. Bestimmte Wege enden in Sackgassen.
Dann sind Rückwärtsbewegungen verlangt. Um vielleicht aus einer Blockade herauszugelangen und anders weiterzuschreiten.
Deshalb ist es zwar wichtig, daß wir auf das seelische Befinden achten. Aber ohne davon irgendwie gebannt zu bleiben!

Denn die momentane Festgefahrenheit muß sich keinesfalls als Endpunkt erweisen. Dadurch kann sogar ein rettender Einschnitt erfolgt sein.
Und das vermeintliche Zurückkrebsen kann zum eventuell erneuten Aufgreifen eines sonst verlorengegangenen Lebensfadens führen. Insofern sollten wir uns besonders achtsam verhalten, wenn das Empfinden von Fehlendem auftritt.
Vielleicht spricht uns schon etwas an von dem, was aufzugreifen wäre. Jedoch wacher und sorgsamer, damit wir es nicht mehr so schnell verlieren.
Bestimmte Seelennöte können zur echten Schicksalshilfe werden. Aufrufen läßt sich, was wir entbehren, wenn das geduldig und bittend genug durchgehalten wird.
Verursacht sein können solche Nöte auch dadurch, daß sich das Verhältnis zur eigenen Leiblichkeit wieder lockert. Das nimmt stets mehr zu.
Weshalb wir uns ständig noch besser bemühen sollten um ein gesundes Ergreifen und Begleiten des so wertvollen körperlichen Instrumentes. Ansonsten droht sich immer wieder Belastendes von außen her festzusetzen.
Schlechte Erfahrungen mit anderen Menschen nagen vielfach an uns. Darum bedarf es umso mehr hilfreicher Anregungen aus der Natur sowie durch kreative spirituelle Bemühungen.
Eine Art von Schutzraum hat jeder durch innere Gefestigtheit und eine ausgeglichene Lebensführung für sich aufzubauen. Dann sind auch unvorhergesehene Attacken eher abzuwehren. Von deren Nachwirken ist wieder besser loszukommen.
Gefährlich sind vor allem falsche Fixierungen. Auf Negatives droht so reagiert zu werden, daß wir uns noch hineinverlieren oder dagegen loswüten.
Anstatt sich erst einmal zurückzunehmen! Mehr eigene Ausgewogenheit wäre zurückzugewinnen. Auch das hektische Lebenstempo selber kann zum Problem werden, einen überfor-

dern und wie aus der Bahn werfen. Aber wenn wir uns dann nur hängen lassen oder bejammern, lähmt dies noch ab und raubt zusätzliche Kräfte.
Umso wichtiger ist, auf heilsame Rhythmen im eigenen Leben zu achten. Oder eben diese stets neu aufzubauen.
Bestrebungen eines Verlangsamens können begünstigend sein, um zu einer stimmigen Rhythmizität hinzufinden. Auch Momente des Innehaltens erweisen sich immer wieder als sehr heilsam.
Wenn solches nicht durch Einsicht geschieht, dann vielleicht über eine gravierendere gesundheitliche Krise. Zuvor mag einiges in einem fast rasenden Tempo erfolgt sein.
Plötzlich scheint gar nichts mehr zu gehen. Wo vorher die Meinung bestand, keine Zeit zu haben.
Jetzt hilft das nur noch. Aus sich überstürzenden Zeitstrudeln ist auszusteigen. Um eventuell überhaupt erst wieder sicheren Boden zu verspüren.
Als ein Diktat schattenhafter Wirksamkeiten kann manche Hektik im Nachhinein durchschaut werden. Scheinbar gab es keine Freiräume mehr.
Wie obiger Ausdruck im Grunde schon signalisiert: Schattenkräfte nahmen einen in Haft.
Nun kann ein zwischenzeitlicher Stillstand geradezu rettend wirken. Wie eine Lichtung in einem Zeitdschungel mag dies auch gelten.
Die Seele kann aufatmen und neu Fuß fassen. Freilich mögen zahlreiche Versuche nötig sein, um eine passende Zeitgestaltung zu entwickeln.
Dem Bewässern eines ausgezehrten seelischen Feldes kann ein Sich-Besinnen auch entsprechen. So daß uns wieder innere Kräftigung zuströmt.
Was aufzuhören hat, sind übermäßige Fesselungen an irdisch-äußerliche Gegebenheiten. Dies schreitet meist einher mit

festgefahrenen intellektuellen Auffassungen, welche ganz gehirngebunden sind.
Wie gebannt kann das Seelenleben davon sein und allen freien geistigen Ausblick verlieren. Düsteres in uns selbst und vom Umkreis her hat sich einem fatalen Pakt gleich zusammengeschlossen.
Hiervon wieder freizuwerden, das bedarf nicht weniger Ausdauer. Fesselungen an todesähnliche Gebundenheiten sind zu lösen.
Belastendes gilt es sozusagen unter die Beine zu kriegen. Dann kann Überkommenes sogar zum Boden werden, auf welchem sich der Zukunft desto gediegener entgegenschreiten läßt.
Wir dürfen nicht noch daran festkleben! Was abzustreifen ist, kann dennoch unverzichtbar sein als Basis für ein weiteres Vorandringen.
Also keineswegs mit Groll sich an Verhärtetes klammern. Sondern in heiterer Gestimmtheit loslassen von starren Vertracktheiten.
In guter Manier wäre zu überwinden, was als hemmend erscheint. Es kann noch zur Grundlage werden, auf der sich weiterarbeiten läßt.
So hat alles im Leben irgendwelche Bedeutung, falls wir uns passend dazu verhalten. Auch wenn sich möglicherweise ein Problemberg angehäuft hat!
Was wir vor uns hergeschoben haben, kann so massiv werden, daß der eigene Weg versperrt ist. Anstatt nun jedoch dagegen anzukämpfen oder umgekehrt zu resignieren, wäre ein Besinnen angesagt.
Das mag zu einer Sammlung der Seelenkräfte beitragen. Ein geistiges Sich-Stärken kann erfolgen.
Mit der neugewonnenen inneren Kraft läßt sich besser bewältigen, was sich uns an Verderblichem entgegenstellte. Ja, wir haben eine ungute Anziehung darauf ausgeübt.

Desto entschiedener sollten wir das dann auch durchschauen. Was uns sonst zu Fall gebracht hätte, kann irgendwann sogar zum Vorwärtsbringenden werden.
Sofern gut standzuhalten ist! Am Widerstrebenden können wir uns allzu Starres abgewöhnen.
Und es läßt sich festigen, was als höhere Möglichkeit in uns wohl angelegt sein mag. Aber es ist nur aus eigener Freiheitsbemühung zu realisieren.
Widriges haben wir genug oder fast zuviel in und um uns. Neu zu Erringendes ist nur als Entwurf da. Die Ausführung obliegt jedem Einzelnen. Dadurch verwirklicht sich erst sein wahres Wesen. Wohl zielt die gesamte Schöpfung darauf hin, daß wir als Freiheitswesen hervortreten. Doch richtig in die Tat umsetzen kann das jeder nur selbst.
Somit braucht uns nicht im Geringsten zu irritieren, daß seelisch alles im Fluß ist. Eine reine Werdewelt haben wir vor uns. Ständige dramatische Bewegtheit waltet in unserem Seelensein. Bisweilen erscheint es eher komisch, dann wieder voller Tragik. Stets auch mit Pausen dazwischen. Anders wäre vieles kaum auszuhalten. Doch dürfen diese nicht zu lange währen, sonst verlottern wir, ja verlieren den Anschluß an Weiterführendes.
Zum Glück wogen die Gefühle hin und her, auf und ab, vor und zurück. Mancherlei kosmischer Bezug spielt herein, ähnlich dem Wechselgeschehen von Ebbe und Flut.
Mal scheint völlige Flaute zu herrschen. Nichts geht mehr in uns oder im Miteinander.
Bald aber kann sich wieder neue Bewegtheit anbahnen. Eine Steigerung erfolgt, gar bis in Hochgefühle hinein. Diese lassen jedoch nach und führen vielleicht zur Stagnation.
Gleich einem damit verwobenen Mondenrhythmus wechseln entscheidende Lebensveränderungen. Vom vermeintlichen Stillstand sollten wir uns ebensowenig übermäßig beeindrucken lassen wie von einem zu tollen Empfinden.

Nichts ist da endgültig. Stets erfolgt wieder ein Gegenstoß in bezug auf vorherige Einseitigkeiten. Wie um eine unsichtbare Mitte kreist alles.
Letztere ist aber nicht fertig vorhanden. Sie entsteht überhaupt erst richtig aus unserer aktiven Mitbeteiligung.
Deshalb dürfen wir uns von keinem Extrem voll überwältigen lassen. Weit ratsamer ist ein gewisses Gegensteuern.
Dieses hat viel mehr mit echtem Freiheitserwerb zu schaffen als so mancher momentane Seelenzustand. Weder hat da etwas eine Abgeschlossenheit noch ist es völlig beliebig.
Ein andauerndes Arbeiten an unserem freien Weiterentwickeln kann stattfinden, und zwar tagsüber sowie nachts. Insbesondere über Träume erfahren wir einiges an korrigierendem Echo auf Erlebnisse im wachen Dasein.
Falls wir das auch zu akzeptieren versuchen! Keineswegs soll jede geträumte Szenerie zu ernst genommen werden.
Eher sträubt sie sich gegenüber mancher Festgefahrenheit. So daß diese eigentlich lächerlich gemacht wird.
Daneben mögen leise Anklänge auftauchen von einem heilsamen Zukunftswandel. Weder dürfen wir zu starr fixiert sein auf das, was war, noch aufs Kommende.
Unbefangene Offenheit ist vonnöten. Nur so kann Neues überhaupt in Empfang genommen werden.
Sodann will Altes sich erst recht auflehnen. Das ist nicht auf einen Schlag loszukriegen, vielmehr wäre ein ruhiges, geduldiges Standhalten angesagt – ohne sich irgendwie zu verkrampfen. In der Nacht setzt sich einiger Aufruhr fort, der am Tage vielleicht lieber beiseitegeschoben wurde. Desto heftigerer Tumult mag dann träumerisch auftreten.
Dennoch muß das nicht zum Sich-Aufregen führen, sondern kann sogar ein Abgewöhnen schrecklicher Übersteigerungen bewirken. Insofern wir eine stille Gefaßtheit bewahren, die sich durch längerwährendes geistiges Üben anlegen läßt!

Auch wertvollere Anliegen, denen wir uns im Wachbewußtsein vielleicht nur wie keimhaft widmeten, können auf der Nachtebene sich fortentwickeln. Mitunter gelangen sie zu einem richtigen Erblühen.

Wenn wir dann noch geistesgegenwärtig sind und am Morgen einiges Nachwehen auffangen, mögen sich kostbare Weisheitsfrüchte anbieten. Eventuell durch längere Zeit gereift, aber plötzlich wie zum Erhaschen da!

Zumindest erweist sich das Nachtgeschehen als häufiger Bereinigungsprozeß. Bis zum Stehen vor fürchterlichen Abgründen mag das zuweilen reichen.

Doch diese Erfahrung kann zur rettenden Mahnung werden, um innezuhalten und sich umzubesinnen. So daß wir vor totalem Fehlverhalten bewahrt sind.

Eine heilsame Zurechtrückung kann sich vollziehen. Anscheinend bäumte sich Schlimmstes auf.

In Wirklichkeit ist ein Befreien davon einzuleiten. Sofern wir auch friedsam und gelassen bleiben, ohne uns noch hineinzusteigern!

Auf der Traumebene ist alles im Wandel. Sämtliche Lebensumstände werden durcheinandergeschüttelt und verwirbelt.

Durchaus sind das richtige Kämpfe um unsere Zukunft. Vieles im Dasein spielt geradezu verrückt. Es ist wie auf den Kopf gestellt.

Exakt dies kann bewirken, daß sich Falsches abschält und um so Wertvolleres heranbildet. Echte Vorbereitungen mögen das dann sein für späteres besseres Bewältigen.

Neues Weltenwerden steht mit uns im Austausch. Verkehrtes wird verworfen und Voranleitendes ist ahnbar.

So manches Unangenehme aus der Vergangenheit will sich noch mehrfach aufbäumen. Bis wir es irgendwann überwinden!

Viel Zeit ist nötig, um sowohl einstige als auch gegenwärtige Widrigkeiten umzuschaffen. Immer wieder gilt es anzusetzen,

damit wir schließlich doch besser bewältigen können, was sich auflehnt.
Vielfältig bedrängt ist unsere Seele. Wir stecken da wie in einer Zukunftsfabrik darinnen.
Als eher männliche Gediegenheit ist zu beschreiben, daß wir uns wacker behaupten gegen mannigfache Absonderlichkeiten. Um im wiederholten Standhalten hiervon freizukommen!
Daneben ist eine weiblichere Empfangsbereitschaft vonnöten, um stets aufgeschlossener zu werden fürs Entgegennehmen von Weiterführendem. Letzteres enthüllt sich als eine innere Kindesqualität.
Die männliche Standhaftigkeit weist Abwegiges zurück und stärkt sich sogar noch daran. So daß wir uns hiervon freikämpfen.
Ohne aber irgendwie zu verhärten, sondern noch weibliche Sensibilität gewinnend. Egal welchem Geschlecht wir zugehören mögen!
Nur dann sind wir richtig Mensch, wenn dazwischen eine kindlich-spielerische Mitte im Sinne von Friedrich Schiller erworben wird. Dieses Leitbild aus seinen Briefen zur ästhetischen Erziehung des Menschen ist nach wie vor ganz besonders gültig. Weder sind die Geschlechtseigenschaften überholt noch sollen wir zu sehr darauf fixiert sein. Schöpferisch-beweglich gilt es damit umzugehen, so daß innerliche Verjüngungsimpulse zu erobern sind.
An Raumesgrenzen läßt sich aufwachen. Dann fängt bereits ein Überschreiten von ihnen an. Wir selbst sind es, die darüber hinausreichen.
In einen lebendigen Fluß der Zeit hinein! Den gilt es jedoch selbst mitzugestalten, statt daß wir uns in ihm verlieren.
Vergangenes wird nicht gelöst, wenn Menschen an Fehlgelaufenem noch festhängen. Vielmehr sind daraus möglichst fruchtbare Lehren zu ziehen.

Auf daß dies eine desto bessere Basis für alles Zukunftsstreben abgibt. Weil wir sozusagen mit allen Wassern gewaschen sind, kann uns Schwieriges nicht mehr völlig umwerfen.
Obwohl sich die Seele zuweilen wie überschüttet fühlen mag von vielerlei Unbill. Wahre Sicherheit gibt uns sowieso nur der klar erfaßte ichbewußte Wesenskern.
Ohne ihn kann nichts gut werden für uns. Genauso entscheidend ist aber, sich offenzuhalten hinsichtlich echter Schicksalszeichen.
Sie sind am meisten das, was aus der Zukunft zurückkehrt, jetzige Lebenssituationen ausgleicht oder auffängt, aber auch uns bis auf den Grund prüft. Um sich schließlich am meisten als etwas Vorantragendes zu erweisen.
Was mal war, kehrt im Schicksal gewandelt zurück. Uns neue Chancen gebend, jedoch zudem nicht wenige Zurechtrückungen mit sich bringend.
Allerdings dürfen wir auf Belastendes keineswegs zu sehr konzentriert sein. Bei zuviel Fixiertheit darauf bringt uns dies erneut zu Fall.
Sondern es gilt sich stets besser zu bewähren, ja solchen Herausforderungen ein inneres Wachstum abzugewinnen. So wird daraus etwas Weiterführendes.

Schöpferisches Potenzial für die Zukunft können wir in allerlei Widrigkeiten des Lebens vor uns sehen. Insofern sich unsere Seele gut behauptet, ist echte Überwindungskraft heranzubilden. Dadurch läßt sich gefestigter voranschreiten.
Nicht einfach zerpflücken sollen wir das Unbehagliche, ebensowenig uns noch daran fesseln. An Irrungen aus der Vergangenheit wäre ein Aufwachen zu vollziehen.
Zunächst ist ein Korrigieren unserer selbst dran, um dann auch Früheres umzugestalten und desto sicherer zukünftige Entwicklungen vorzubereiten.

Einen Frieden finden können wir so mit vergangenen Unzulänglichkeiten. Selbst wenn einiges fehllief, so läßt sich desto mehr daraus lernen und ein Umorientieren einleiten.
Immer versöhnlicher wäre zu behandeln, was an Unbefriedigendem noch in uns rumort. Etwas wie ein Heizmaterial können wir sogar darin erblicken, insofern kreativ damit umgegangen wird.

Geduldige Mühen mit so manchem Ungenügenden wandeln dieses zu etwas Vorwärtsbringendem. Weder ein Unterdrücken hiervon soll geschehen noch gar ein zerstörerisches Um-sich-Schlagen.
Wer sein Mißbehagen passend zu verarbeiten versteht, für den kann sich eine Transformation vollziehen. Es wird zum schöpferischen Zukunftsantrieb.
Negative Explosivität kann entstehen, wenn sich das in schlechter Manier bloß ansammelt. Erst wird Schwieriges verdrängt, dann platzt es in den unpassendsten Momenten hervor und droht wertvollste Gemeinsamkeiten zu beseitigen.
Doch kann ein ehrliches Ringen mit dem Unangenehmen stattfinden. Wenn das gelingt, läßt sich aus dem, was sonst empörend loswütet, eine voranbringende Energie entwickeln.
Kein Negieren kann hier helfen, auch nicht ein Sich-Ausliefern. Ruhiges Standhalten ist ebenso wichtig wie mannigfaltige Versuche eines spielerischen Einbindens.
So daß dem, was soziale Bezüge weiter zersprengen könnte, schöpferische Impulse abzugewinnen sind. Aber dies trifft nur zu, wenn immer wieder rechtzeitig innegehalten wird, damit ein auftretender Unwille sich besänftigt und in eine hilfreiche Neigung überzuführen ist.
Was sonst in heftige bis wilde Erregtheit münden könnte, gilt es früh genug abzumildern und umzulenken. In eine heilsame Dynamik mag das überwechseln.

Aus Wut und Glut wird endlich eine günstige Gabe. Wenn ein friedsamer Wandel vollziehbar ist!
Zwischendurch mögen mal ungezügelte Bemerkungen erfolgen oder sich auch problematische Anfälligkeiten zeigen. Dennoch sollten wir nicht darauf herumreiten.
Vielmehr wären positive Ansätze aufzugreifen, weiter auszubilden oder neu in Gang zu setzen. Damit schließlich doch günstigere Wendungen überhandnehmen und Widriges sich bezähmen läßt.
Durchaus kann solches mit einer Zähmung auf tierhaftem Felde verglichen werden. Immer edlere Eigenschaften resultieren daraus, falls wir die Kontrolle behalten, ohne einen niederdrückenden Einfluß auszuüben.
Sonst zieht uns das noch mit herunter. Statt daß aus dem, was attackiert, etwas Emportragendes erobert wird!
Bei gutem Gelingen trägt uns voran, wovon wir zuvor bedrängt gewesen sind. Ein richtiges Erlösen von Vergangenheitsschuld kann das beinhalten.
Niemand ist von dieser ganz unberührt. Wir hängen auch mit dem Gesamtschicksal zusammen.
Unser Wille hat stets neu anzusetzen, um immer freilassender weiterzuschreiten. Auch mit dem, was als dunkler Erdenrest an einem selber hängt.
Nicht zuletzt zu unserem Schutz! Das Denken mag zwar weit ausgreifen und bereits erhabenste Zukunftsziele in den Blick fassen.
Fühlend zeigt sich, was alles miteinander noch im Konflikt steht: schönste Lebensgipfelkräfte und tückische Seelenabgründe. Sowohl in uns als auch im sozialen Umkreis!
Da können schreckliche Untiefen lauern beziehungsweise sich gar verstärken. Genauso mögen bedeutendste Geistesausrichtungen anschaubar werden sowie auch Hilfen zum Erreichen hiervon entgegentreten.

Gekonnt gilt es daran anzuknüpfen und stets mehr davon in die Tat umzusetzen. Auf daß wir nicht an den Gegenwartswirren straucheln oder von Unerlöstem aus alten Zeiten niedergeworfen sind!

Was uns häufig durcheinanderbringen oder herabwürdigen möchte, sind Relikte früherer Epochen. Solches holt einzelne Menschen, aber auch ganze Gruppen oder sogar große Erdgebiete immer wieder ein. Bis endlich einmal ein überwiegendes Umgestalten gelingt – unter Mithilfe zahlreicher anderer Individuen.

Unverzichtbar ist das ehrliche Bedenken der eigenen Lage sowie eine Erkenntnis dessen, womit wir nicht ohne weiteres zurechtfinden. Trotzdem wären stets auch neue Schritte für ein persönliches und gemeinsames Weiterkommen zu veranlagen.

Schließlich ist auf das Gewesene besser zu bauen, ohne daran festzukleben. Mitunter gilt es sich eher abzugrenzen, um vom Strom lebendigen Fortschreitens mitgetragen zu sein.

Vergangenes schafft etwas wie ein Flußbett. Die Gegenwart steht nie stille. Sie ist das Strömende schlechthin.

Wohin wir zu zielen haben, das ist nicht festgelegt. Es bleibt fortwährend neu zu erspüren. Zukunft ist grundsätzlich unfertig. Sie verkörpert sich ganz keimhaft in unserem Ich.

Ob etwas hiervon aufgeht und wie, das hängt von der Fruchtbarkeit eines Vergangenheitsaufarbeitens und den sozialen Umweltbedingungen ab. Denkerisch hilft größtmögliche Lebendigkeit.

Gefühlsmäßige Gegensätze dürfen uns nicht aufreiben. Ihnen wäre etwas Ausgleichendes abzugewinnen.

Im Wollen muß Aggressiv-Zerstörerisches entschwinden. Ausstrahlende Liebesimpulse können sich daraus erheben.

In hingebender Weise können wir uns mit einem emporstrebenden Seelenstrom verbunden fühlen. Der gründet in Vergangenheitstiefen, reicht aber weit darüber hinaus.

Er öffnet sich hohen Zukunftszielen. Infolge solcher Aussichten läßt es sich guten Sinnes gegenüber den oft sehr dramatischen Gegenwartskämpfen standhalten. Häufig sehr widerliche Angriffe mögen da auf uns einprasseln. Von Lügen, Haß und sonstigen Negativitäten können diese geprägt sein.
Desto gefestigter sollten wir unseren Seelenstamm demgegenüber behaupten. Das gelingt desto eher, wenn sich ein sicherer Blick auf erst zu Erringendes werfen läßt.
Damit schon einen Austausch einzuleiten, kann schönste Positivität fördern. Diese vermag uns heilsam zu durchströmen.
Ein späterer Geistessieg kündigt sich an. Sofern wir das Vertrauen in fortwährendes Begleitetsein von höheren spirituellen Hilfen nicht aufgeben!
Eine kommende neue Kindlichkeit ist dies sogar, welche in das jetzige Leben hereinspielt. Sie geht uns voraus, vermag jedoch bereits unser gegenwärtiges Dasein anzuregen. Geradezu beflügelt kann die Seele sich erleben.
Etwas wie ein Bild von dem, wohin es mit uns gehen soll, unterstützt den weiteren Erdenweg. Dies vermittelt ein inspirierendes Vorantragen unseres Wesens.
Auf Kränkungen, die einem der Erdenalltag fast übermäßig zufügt, können wir so beweglicher reagieren. Einiges läßt sich abschütteln. Oder wir sollten zumindest nicht wie verbohrt darauf blicken. Die Beschäftigung mit dem, was in schöpferischer Art aus uns werden kann, erscheint viel einladender. Vor allem aber auch gesundender!
Von zu einseitigen, starren Lebensmustern können wir uns dann leichter lösen. Geistig wird schon ins Auge gefaßt, was als ein Verjüngungselement ins eigene Wesenswerden einziehen möchte.
Eine stets reichere Anfreundung mit einer kindlichen Zukunftsdimension unserer selbst kann das sein. Um von ihr stets beschwingter mitgetragen zu sein!

Nicht bloß neue innere Sicherheit für unser Leben können wir so erfahren. Vielmehr läßt sich solches auch bei Mitmenschen unterstützen.
Leider geschieht zu häufig ein gemeinsames Niederziehen. Anstatt daß wir einander beistehen und gegenseitig aufrichten!
Vom kleinen Kinde werden die eigenen Gefühle viel direkter ausgelebt.
Mal ist ein heftiges Schreien, Toben oder Trotzen dran. Bald kann im Trösten wieder einiges geklärt sein.
Der Jugendliche kennt schon mehr Zerrissenheiten. Einiges zieht lockend an ihm, mit eventuell sehr schädlichen Folgen. Anderes scheint ihn eher abzustoßen, obwohl es förderlich sein könnte.
So kommt mancherlei Schwanken oder gar Irren in Gang. Es sind oft verschiedene Umwege vonnöten, um erst auf wahrhaft Weiterbringendes zu stoßen.
Für den Erwachsenen mag das zwar mehr einleuchten. Doch ist inzwischen in zahlreiche Kompromisse oder gar Abhängigkeiten hineingeschlittert worden, aus denen sich nur mühsam wieder herausgelangen läßt.
Deshalb dürfen wir uns auf ein gereifteres Älterwerden freuen. Immer besser wäre anzuknüpfen an Impulse, die bei jungen Menschen zwar aufleuchten. Aber sie sind häufig schnell entschwunden.
Besser gesagt ist beim Heranwachsenden ein Wegtriften geschehen. Oder etwas wie ein Abtauchen gegenüber dem, was schon vorgeburtlich veranlagt war.
Dieses ist nicht verloren, sondern hat sich zurückgezogen. Um aufbewahrt zu bleiben für jene Lebenszeit, wo wir wieder mehr zum eigentlich biographisch Angestrebten zurückkehren!
Was das Kind noch eher umkleidete und den Jugendlichen voranwies: Das läßt sich im Zuge einer Altersreifung neu aufgreifen und echter praktizieren.

Insofern kann dies die schönste und reichste, auch lebendigste sowie ausgewogenste Biographiephase werden. Jetzt fügt sich zum Ganzen, was vorgeburtlich wie ein Ideal einem vorschwebte.

Auch die durchgemachten Widrigkeiten können von Bedeutung sein. Schon indem wir daran aufwachen.

Was sich gegen uns erhebt, scheint das eigene Wesen zurückzuwerfen. Dennoch kann dies gerade sinnvoll sein, damit nicht manches falsches Abrutschen erfolgt.

Ein persönliches Umsteuern wäre demgegenüber dran. Ja, es muß mannigfach daran weitergearbeitet werden. Auf daß schließlich noch vorhandene Belastungen im eigenen Seelenuntergrund umzugestalten sind.

Durch möglichst flexiblen Umgang mit unseren individuellen Blockaden wächst eine bessere seelische Geschicklichkeit heran. Verbunden sein kann diese mit einem desto kreativeren Einbeziehen von höheren Geisteshilfen.

Die den Menschen sozusagen vorangehen. Sinnvoll nutzbar werden sie in dem Grade, wie innere Starrheiten überwindbar sind.

Wohl mag es so erscheinen, als ob eigene Hemmnisse uns immer wieder zurückwerfen. Das verhütet aber gerade, daß wir von den eigenen Wesenszielen abfallen.

Eine vielfältig erfolgende Selbstkorrektur hat einzutreten. Sie erlaubt das stets gekonntere Einbeziehen dessen, was unsere echte Zukunftsbestimmung ist.

Um sich ihr anzunähern, gilt es allzu egoistische Enge zu opfern. Freilich muß die Verwobenheit mit fortgeschrittener Spiritualität ausreichend gesichert sein.

Wir sollen uns nicht verlieren, sondern in sozialen Zusammenhängen neu finden. Mit jenem umfassenderen Weltenselbst ist die Seele dann verwoben, welches als eine Zukunftssonne jeden und alles miteinander versöhnt.

Wie das äußere Zentralgestirn sämtlichen Geschöpfen ihr Leben schenkt! Dies wird allerdings irgendwann aufhören.
Beständig noch entscheidender ist, an einem geistigen Einigungsvermögen mitzuschaffen, das neue Sonne einer zukünftigen Schöpfungsmitte werden kann. Woran unsere Seele ganz stark beteiligt bleibt, ja ganz zentral mit dazugehört.
Ausfließende Liebe ist es, welche den Menschen selber impulsiert und zugleich das weitere kosmische Werden insgesamt. Nicht daß wir all das nur empfangen, sondern dies ist wesentlich von uns mit zu realisieren.

Vom inneren Entfalten zum Schöpfungsfortgang

Die Seele gehört vielen Welten an. Aber richtig zuhause ist sie nur in dem, was ihr durch schöne Formen eine erhebende Bestätigung verleiht.
Hiermit kann unser Seelenwesen in lebendiger Weise verbunden sein. Und es bleibt dennoch freigelassen.
Haben wir allzu sehr mit Technisch-Starrem zu tun, erfolgt eine fesselnde Vereinnahmung. Dann stumpft das seelische Empfinden ab.
Wahrhaft aufblühen kann dieses nur durchs Begegnen mit Schönheit. Darin drückt sich eine harmonische Mitte aus zwischen Mensch und Welt, ja ein gegenseitiges Bekräftigen.
Weder hat uns die Umgebung im Griff noch wir sie. Anders als bei bloß technischen Angelegenheiten, wo das Seeleninnere von Außenwelteinflüssen überwältigt zu werden droht!
Solches kann allerdings auch dadurch geschehen, daß in uns etwas zu geschwächt beziehungsweise allzu ungehalten ist. Dann entfremdet die Seele ihrer selbst.
Deshalb kann nichts Förderliches entstehen aus uns und den irdischen Situationen insgesamt, ohne daß ein Stabilisieren unserer Eigenwesenheit geschieht. Soll es mit der Welt vorangehen, so bedarf auch das Menscheninnere einer genügenden Bestärkung.
Bei zuviel Fremdbestimmung – egal ob wegen äußeren Faktoren, durch Mitmenschen oder über dirigistische Ideologien – gerät die Seele selber ins Hintertreffen. Sie kann wie gesteuert sein, statt dem Ich freie Wohnung zu bieten.

Wohl gehört es zum Wertvollsten von unserem seelischen Leben, daß dieses sich innig an Fremdes hinzugeben vermag. Intensive Weltverbundenheit, schönstes Sich-Austauschen mit anderen Menschen und reichste geistige Erfahrungen sind dadurch möglich.
Doch all dieser durchlässigen Offenheit sollte stets wieder ein Selbstbesinnen nachfolgen. Letzteres muß die Hingabe nach außen hin stets ergänzen, sonst schwächt uns dies, statt daß wir davon bereichert werden.
Ohne das Selbst verlieren wir auch die Welt – und es entschwindet ihr eigentlicher Sinn. Denn wie sich der Mensch entwickelt, das bestimmt stets mehr mit darüber, was aus allem sonstigen wird.
Unsäglich umkämpft kann dabei unser eigenes Wesen sein. Dies stellt zugleich das eigentliche Weltendrama dar. Gewiß gilt solches für den Einzelnen jeweils nur begrenzt. Aber insgesamt hängt zunehmend von allen zusammen ab, wohin sich die Erdenzukunft wendet.
Unser Wesen und die Welt sind Partner voneinander. Ohne sie können wir nicht genug Selbständigkeit entwickeln.
Immer umfassender läßt sich an dem erwachen, was irdische Geschehnisse uns an Eindrücken bieten. All das sind Aufforderungen zum Weiterarbeiten daran.
Was wir aus dem Aufgenommenen machen, kann stets wesentlicher sein. Es bestimmt den Weltenfortgang mit.
Ob im Guten oder Bösen, muß sich jeden Moment neu entscheiden. Deshalb ist bewußteste Aufmerksamkeit vonnöten.
Sowie Geschick im Reagieren! Mag irgendeine Situation noch so sehr befremdend oder empörend erscheinen: Dann gilt es erst recht besonnen zu bleiben, um nicht Ungutes aufzuschaukeln.
Auch wenn in uns ein emotionales Chaos auftritt, mag das durchaus schon der Beginn einer Bewältigung dessen sein, was

ansonsten in übler Manier sich entladen könnte. Wir schwächen eventuell eine heikle Tendenz ab beziehungsweise sind bereits dabei, ihr etwas entgegenzusetzen.

Gelingen kann dies nur, wenn sich ein distanziertes Verhältnis auch zu uns ergibt. Darauf beruht echte Selbsterkenntnis.
Diese kann nicht nur andere Abläufe beobachten, sondern auch diejenigen in der eigenen Seele. Insofern bestätigt sich, daß unser Selbst über uns hinausreicht.
Nur deshalb kann aufs eigene Innere geblickt werden. Das ermöglicht ein Sich-Überragen, ja ein Ergreifen dessen, was bisher wie ungeboren blieb.
Es wartet auf eine bewußte Einbeziehung. Dadurch kommt die eigene wahre Identität richtig auf die Erde.
Wir müssen daran mitschaffen, daß unsere Ichheit besser beteiligt ist. Andauernd ein wenig mehr im beständig sich wiederholenden Bemühen!
Gar nichts ist hier fertig. In einem fortwährenden Selbstschöpfertum befinden wir uns darin.
Anders darf es auch nicht sein im Sinne wirklicher Freiheitsrealisierung. Darum kann gerne begrüßt werden, daß wir mit vielen Unfertigkeiten zu tun haben. Obwohl das sehr unbequem erscheint! Es zeigt sich insbesondere im Gefühlsleben, wie die eigene Seele in stets neuem Werden begriffen ist.
Vom Denken aus können wir uns selber objektiver anschauen. Es ist ein Blick wie von außen aufs Eigenwesen möglich.
Damit verbunden können wir uns denkerisch am meisten eins erleben mit allem anderen in der Welt. Hier gibt es keine endgültigen Schranken, höchstens solche des momentanen Zugangs.
Was sich aber schon ändern läßt, indem wir dies bemerken. So fängt bereits das Hinterfragen davon an, ja ein allmähliches Überwinden.

Die Gefühle wogen hin oder her zwischen uns sowie anderen Weltzusammenhängen. Subjektives und Objektives trifft sich. Das kann mancherlei Konfusion erzeugen.
Deshalb ist zugleich der Wille gefordert. Was akzeptieren wir, wo erfolgt besser ein Abgrenzen beziehungsweise ein Veränderungsbemühen?
Dann kommt unser Wesen erst weiter. Es kann aber auch ziemlich herausgefordert sein durch Außeneinflüsse.
Wenigstens gedanklich läßt sich ein Wandel veranlagen. Wenn wir dahingehend immer wieder bemüht sind, ist auch aufs Gefühlsgeschehen einzuwirken. Und dadurch können schließlich umfassendere Willenstaten vorbereitet werden. Etwas von uns wird dann der Welt eingeprägt.
Subjektiv ist hier aller Beginn, jedoch auch freilassend. Erst muß sich etwas von unserem Seelenwesen wandeln, bevor zu eigentlichen Weltentaten vorangeschritten wird.
Zuvor hatte ein Abgrenzen zu geschehen. Jeder Mensch muß seine Eigenheit ausreichend entfalten. Danach kann er das, was nicht zuletzt wegen unseres Sonderseins in der Welt in Unordnung geriet, wieder zu einer Besserung hinführen.
Ohne aber unsere Freiheitlichkeit aufzugeben. Diese ist vielmehr durch all die folgenden Entwicklungsetappen immerfort weiter zu bestärken.
Auf daß die Freiheit stets objektivere Weltrealität wird! Nichts und niemand soll sie uns streitig machen können.
Das Subjekt erhält somit intensivere Wirkensmöglicheiten. Ohne daß wir uns jedoch überheben, anderes beeinträchtigen oder gar auslöschen sollten.
Die übrige Welt verhalf zur Selbstentwicklung. Sie war notwendig zum Entstehen des eigenen Wesens.
Letzteres kann sich nun stets verantwortlicher dafür einsetzen, daß es mit dem ganzen Weltwerden gut weitergeht. Sonst müßte alle Zukunft verarmen.

Geschehnisse um uns herum haben immer mehr mit der eigenen Seele zu schaffen. Deswegen darf immer weniger gleichgültig sein, was anderswo abläuft. Es betrifft stets mehr auch einen selber.
„Meine Seele und die Welt sind eines nur." So heißt die diesbezüglich wohl gravierendste Aussage im unter dem Titel „Friedenstanz" verbreiteten Spruch von Rudolf Steiner.
Alles hängt auf irgendeine Weise auch mit uns zusammen. Richtig verstanden liegt dem gesamten Schöpfungsprozeß eine unleugbare Einheit zugrunde.
Ohne entscheidende Trennungsakte hätte der Einzelne nie zu echtem Freisein hinfinden können. Eine kosmische Tragik gehört unweigerlich zu ihm dazu.
Um so mehr muß das nun ausgeglichen werden. Auf daß alles in friedlicher Art sich fortsetzen läßt! Sonst bleibt die Evolution zur Freiheit hin genauso vereitelt.
Ernstzunehmen wäre, daß sämtliche Weltgegebenheiten wieder zu schönerem Einklang gelangen. Doch muß jedes dirigistische Maßregeln überwunden werden.
Förderlich sein kann nur, wenn viele selber ein überzeugendes freilassendes Beispiel abgeben. Dabei können wir eigene Stärken in guter Weise ausleben sowie Mitmenschen zu ähnlichem anregen.
Sobald gegen das, was nicht behagt, lediglich angekämpft wird, nehmen Tendenzen zu, die uns und andere belasten. Dann steigern wir manches Ungute.
Was in der eigenen Seele veranlagt wird, erfährt stets auch ein Echo aus dem Umkreis. Es ist nur die Frage ausreichend geduldiger Bemühung.
Wollen wir in wertvoller Art etwas in der Welt weiterbringen, so ist unverzichtbar, schon bei sich selber damit anzufangen. Als ein seelisches Naturereignis kann solches dann zur Ausbreitung gelangen.

Wie ein Resonanzphänomen kann dies beschrieben werden. Je nachdem, welche Geneigtheit bei uns selber waltet, mag sich Entsprechendes anschließen.
Ob dies eine schöne Stimmung betrifft oder irgendein Mißbehagen: Stets werden sich Reaktionen zeigen, die mit dem zu tun haben, was von uns ausgeht. Umgekehrt ist es genauso. Auch wir reagieren auf mancherlei Gestimmtheit, die durch uns begegnende Menschen verbreitet wird.
Trotzdem braucht dies nicht einfach nur im Seelisch-Naturhaften zu verbleiben. Vielmehr läßt sich daran weitergestalten. Angenehmere Qualitäten wären intensiver aufzugreifen und unbehaglichere eher abzuschwächen.
Dies mag gelingen, wenn wir harmonisierende-friedsamere Neigungen pflegen. Indem in uns diesbezügliche Tendenzen walten, wird desto weniger auf Störendes abgefahren.
Innerlich sind wir schon auf gute Teamarbeit angewiesen (siehe auch Friedemann Schulz von Thun mit seinen Ausführungen hierzu). Da tummelt sich Vielversprechendes, aber auch sehr Widerborstiges.
Solange von besseren Zeiten nur geschwärmt wird, schwelgen viele fast in Paradieseszuständen. Sobald jedoch der Versuch startet, das auch in die Tat umzusetzen, folgt eine Schwierigkeit nach der anderen.
Falls wir nicht die unterschiedlichen Geneigtheiten in schönen Einklang bringen! Gleich einer hilfreichen Teamarbeit!
Zunächst sind das in Anknüpfung an Johann Wolfgang Goethe verschiedene Seelen in einer Brust. Nein, auch im Oberstübchen und in Untergründigem.
Dies ruft nach passendem Einbinden und versöhnlicher Übereinstimmung. Unser Ich soll daran mitschaffen, aber eben nicht allein.
Eine richtige Kellergenossenschaft im leiblichen Untergrund muß in liebevoller Strenge eingebunden sein. Und ein höheres

Begleitetwerden durch mannigfaltige geistig-göttliche Bezüge ist nur gewährt, wenn keine Überheblichkeit ihnen gegenüber waltet. Vielmehr sollte auch genügende Bescheidenheit vorhanden bleiben.
Nicht nur für uns selber ist das angebracht. Fürs Miteinander wäre ebenfalls ein gutes Vorbild abzugeben.
Mit klaren Gedanken über all diese Zusammenhänge ist an eigenen Zukunftsausblicken zu arbeiten. Sodann müssen sich mannigfaltige soziale Harmonisierungsbemühungen anfügen.
Allmählich wird auch der erst zögerliche bis abspenstige Willensbereich eingespannt und auf fruchtbare Wege gebracht. Aber es sind noch massenhaft Vergangenheitsbarrieren zu bewältigen, die uns sonst das Weiterkommen versperren.

Vorläufig dient einiges sogar zu unserem Segen. Wir müssen die eigenen Seelenkräfte daran weiterbilden, um gestärkt und nicht geschwächt an Zukunftsherausforderungen heranzutreten.
Als großer Gegner ist oft schon die eigene Egoverhaftung zu bezeichnen. Sofern wir zu sehr darauf fixiert sind, ist das wie ein Gefangensein darin.
Ringen wir in nüchternem Anschauen hiermit, wird aus dem Vertrackten mit der Zeit etwas uns Begünstigendes. Statt daß wir auf Widriges auch aus der Umgebung hereinfallen, läßt sich ein Schutz aufbauen.
Das Abgebremstsein bewahrt vor Ungutem. Und wir werden offener gegenüber Wertvollem. Unsere Empfindungen können wie Fühler dafür werden.
Im Voraus läßt sich zunehmend ahnen, was eher anregt oder beeinträchtigt. Daraufhin können wir aufgeschlossener reagieren beziehungsweise mit einer gewissen Distanziertheit.
In das, was aufwühlen und verwirren will, steigert sich die Seele dann nicht hinein. Sondern sie vollzieht ein innerliches Ab-

grenzen oder auch noch nach außen hin. Von zu sehr Schädigendem wäre ein richtiges Abstandnehmen anzuraten.
Was hingegen voranleitende Qualität besitzt, von dem spüren wir meist nur zarte Andeutungen. Denen gilt es behutsam nachzuspüren, damit sie nicht gleich wieder entschwinden.
Als reiche Vermittlungshilfe können uns positive, gepflegte Gefühle dienen. Von einer feinsinnigen Seelenbegleitung sind wir so unterstützt.
Weder soll der Mensch allzu sehr in sich versponnen sein noch zu eng an die Umgebung gebunden. Ein schöpferisches Wechselwirken mit einem Zwischenbereich kann stattfinden.
Inneres und Äußeres sind zwar im Austausch miteinander. Aber es bleibt eine freie Zone des Reagierens, wo günstige Einflüsse sich keineswegs gleich wieder entziehen und unangenehmere Belange nicht noch von uns aufgesogen werden müssen.
Was negativ berührt, davon brauchen sich die Gefühle keineswegs überwältigen zu lassen. Anstatt daß wir uns darauf fixieren kann so etwas wie ein Abperlen geschehen.
Wo demgegenüber sich wertvolle Anklänge zeigen, da sollten wir still innehalten. Im Nachlauschen mag schon ein fruchtbares Fortwirken beginnen.
Wenn wir einem inneren Echo genug vertrauen, treten vielleicht bereits Hinweise auf Voranführendes hinzu. Andernfalls ist das Üben des Lauschens fortzusetzen.
Keine herkömmliche Echowirkung bleibt das. Vielmehr erklingt eine kreative Fortsetzung. Wir nehmen an einem geistigen Steigerungsprozeß teil.
Zwischendurch können wir uns seelisch wie nackt erleben. Gleich dem Sterntalerkind, das sein letztes Hemd für Arme hergab!
Dieser erlittenen oder auch ziemlich umkämpften inneren Entleerung kann ein neues Erfülltsein folgen. Von allem äußeren

Druck, aber auch jeglichem illusionären Erwarten gilt es sich zu befreien. Die betreffenden kritischen Anfechtungen sind in ruhiger Gefaßtheit zu bemeistern. Mögen wir uns noch so bedrängt oder auch wie ausgebrannt erleben!
Durch nichts sollte sich die Seele allzu sehr aufbringen oder niederwerfen lassen. Falsche Stärken sind abzugewöhnen und zögerliche Schwächen zu überbrücken.
Der momentan völligen Ungewißheit läßt sich kaum entrinnen. Jedoch dürfen wir uns auch nicht bloß hängen lassen.
Sonst bläht sich Irritierendes übermäßig auf. Und die letzten inneren Kraftreserven schwinden.
Weiterbringendem ist unermüdlich nachzuforschen. Bis es sich neu erschauen und aufgreifen läßt.
Auf daß wir mit der Zeit bewältigen, was uns ablähmen oder geradezu zerreißen will. Auch wenn die Turbulenzen noch so groß sein mögen, sollte die Zuversicht bestehen, daß Zukünftiges an der Seele arbeitet.
Noch aber sind Altlasten und Gegenwartswidersprüche mächtig. Sie lassen sich nur in Geduld überwinden.
Einem Kampffeld mag die eigene Wesensmitte gleichen. Selbst das gilt es in Friedsamkeit auszuhalten.
Der vermeintliche Spuk läßt sich nur durch um so intensivere Ausdauer vertreiben. So daß zurückgewonnen beziehungsweise neu hereingeholt wird, was echte Ich-Zentriertheit betrifft.
Von einer Fülle des Widerstrebenden können wir uns mitunter wie erschlagen fühlen. Die Seele droht zu erlöschen. Sie geht beinahe zugrunde.
Alles wird fragwürdig außer dem, was wirkt aus echter Ichheit heraus. Das ist der neue Grund für uns.
Wenn scheinbar nichts mehr trägt, zeigt sich erst das Eigentliche. Es wird Grundlage für alles andere.
Frei auf sich soll jeder stehen. Mittels dessen, was wahre Ichhaftigkeit ist!

Geist, der sich selbst erfaßt: Darauf ist am reinsten und schönsten zu bauen, als Mitträger alles weiteren Weltenwerdens. Wir haben das selber stets noch intensiver zu realisieren, so daß es uns nichts und niemand mehr nehmen kann. Sehr passend dazu hat Hannah Arendt von einer „Alterslosigkeit des denkenden Ich" geschrieben.
Genauso ist von dessen Ungeborenheit zu sprechen. Geschöpft wird aus dem, was unmittelbar an Weltursprünglichkeit anknüpft.
Nie mehr braucht das zu versiegen, wenn wir stets bewußter darauf bezogen sind. Nicht nur uns, sondern den Schöpfungsprozeß insgesamt bringt das voran.
Wer darauf ausgerichtet ist, wird kein falsches gruppenmäßiges Abgrenzen benötigen, etwa in nationalistischer Richtung. Was Völkerbelange oder sonstige äußere Zugehörigkeiten betrifft, bleibt alles nur Durchgang.

Einer gemeinsamen Ursprungsverwurzeltheit gehören letztlich alle an. Dies ist gleichzeitig die sicherste Zukünftigkeit, welche aber jeder Einzelne für sich neu und dadurch erst richtig frei zu erobern hat.
Dann werden wir geistig zu Christus-Jüngern. Es ist etwas dauerhaft Erneuerndes zu erwerben.
Sozusagen ein Ewigkeits-Jungsein. Der Erden-Durchgang wird so mit all seinen heiklen Differenzen und Separierungen zum Ausgleich gebracht.
Keineswegs vergebens wurde entbehrt, gelitten, gerungen oder gekämpft. Sofern wir genug an der eigenen Individualität bauen und uns auch energisch für andere Iche einsetzen, muß nichts umsonst gewesen sein.
Diese Aussicht auf unsere eigene und gemeinsame Zukunft gibt ausreichende Kraft. Um alle möglichen Strapazen auch durchzuhalten!

In ein dreifaches Kreuzen sind wir selbst eingespannt: zwischen uns und anderen, zwischen Erdenbeschwernis und Himmelsöffnungen sowie Vergangenheitslasten und Zukunftszielen. All das begegnet sich im Herzen und bewegt dieses.

Unsere Seele ist der Schauplatz davon. Was in ihr zusammentrifft, aus dem bilden sich neue Impulse fürs Fortentwickeln.

Zum Verfassen der vorliegenden Schrift hat ein anderes Buch einen Ansporn gegeben: „Die menschliche Seele" von Willem Zeylmans van Emmichoven (Basel 1953).

Darin wird unser Bezug zur Umgebung beschrieben: „Die Seele ist das Gebiet, wo Ich und Welt einander begegnen, wo ein Verhältnis zwischen diesen beiden gesucht wird..."

Ein ständiger Austausch findet dazwischen statt, verschieden zu jeglicher Tageszeit. Aber auch, wie Willem Zeylmans van Emmichoven betont, „im Großen betrachtet in jeder Lebensperiode".

Genauer verstanden ist dies das echte Weltgeschehen. Was sich draußen abspielt, bildet sehr vielfältig an den Menschenseelen mit. Und deren Reaktionen wirken wiederum darauf zurück.

Von außen Herandringendes ist notwendige Anregung oder auch aufrüttelnde Herausforderung. Niemals erscheint da etwas fertig oder endgültig.

Wie wir fremde Eindrücke aufnehmen und weiterverarbeiten, ist ein entscheidender Beitrag zu den Weltereignissen. Ja, es bestimmt sie immer intensiver mit.

Ähnlich wie ein Künstler alles Gegebene nur als Material benutzt, um daraus neue Gestaltungen hervorzubringen, so gilt das für unsere Seelentätigkeit insgesamt stets mehr. Alles wird einem Wandel unterzogen. Das beeinflußt verstärkt den Erdenfortgang.

In komprimierter Formulierung läßt sich das so darstellen: Welt wird Seele. Und Seele wird Welt.

Über unser inneres Verarbeiten setzt sich fort, was draußen entschwindet. Was wir in der Seele bewegen, leitet Weltenzukunftsprozesse ein.
Beides bedingt einander. Dadurch schreitet die Welt im umfassenderen Sinne – wo wir ganz wesentlich dazugehören – voran. Äußerlich Entschwindendes stirbt sozusagen in uns hinein. Durch die eigene Ichaktivität lebt es wieder auf als neues Weltenkeimen.
Zum Kern vom All wird unser Wesen. Nicht am Rande des Kosmos verbleibt der Mensch, mit der Erde als sogenanntem Staubkorn im Universum.
Wie müßten wir selber da erst genannt werden? Ein Miniaturbruchteil eines Staubkornes.
Gewiß mußten wir mal abfallen von aller vorgegebenen Gebundenheit und wie an den äußersten Rand beziehungsweise die fernste kosmische Grenze geworfen sein. Um von da jedoch, aus einem so erst zu gewinnenden Freiheitsimpuls heraus, wieder einen vollen Weltzugang zurückzugewinnen.
Daß wir hierzu in der Lage sind, wird zunehmende Realbezeugung vom Wirken des Christus. Weil er sich ganz uns hingegeben hat, kann jeder neu aufsteigen zu einer Allbezogenheit.
Kein Mensch muß ausgeschlossen sein. Doch sollte auch niemand versuchen, fremde Wesen zu beeinträchtigen.
Denn das würde letztlich auch eine Verarmung unserer selbst verursachen. Weil alles zusammengehört.
Was ich bin, ist mit sämtlichen kosmischen Belangen verwoben. Wird etwas beseitigt, so fehlt dies auch uns. Nichts dürfte anderes überwältigen.
Indem wir uns gegenseitig fördern, haben alle am meisten davon. Kein Einzelwesen braucht überflüssig zu sein.
Genausowenig soll es allzu sehr dominieren. Weil solches stets auch mit anderweitigen Schwächungen einherschreitet und dadurch etwas verloren wird.

Ein echter Seeleneinklang ist – umfassender verstanden – nur mit der übrigen Welt zusammen zu haben. Gewiß sollen wir um ein Voranschreiten bemüht sein. Aber es darf nicht zu vieles im Erdgeschehen darniederliegen. Sonst schlägt dies irgendwann wieder auf uns zurück.
Nichts bleibt ganz isoliert voneinander. Ja, unsere Seele selber kann immer mehr Ausdruck des Verwobenseins mit dem Ganzen von Erde, Menschheit und All werden.
Jedenfalls dürfen dann eigene Befindlichkeiten nicht zu sehr überbetont sein. Viel wertvoller ist der stetige Wandel zwischen Auf-sich-Bezogensein und neuer Geöffnetheit.
Ohne diesen Wechsel wäre kein Erkennen oder Entwickeln möglich. Stets braucht es beides, ein Zuwenden und wiederum eine gewisse Distanz. Von der aus läßt sich stets neu eingreifen in die Weltangelegenheiten.
Wie gesagt, hätte eine freie bewußte Eigenentfaltung ohne einschneidende Sonderungsprozesse nie stattfinden können. Doch ist dadurch Bösestes in die Schöpfungsabläufe hineingekommen. Desto intensiver gilt es sich jetzt für ein Ausgleichen einzusetzen. Anders kann es keinen wahren Frieden für uns geben. Dafür sind fortlaufende Harmonisierungen schon im Inneren, aber auch mit der Welt um uns nötig.
Ein riesiges Gutmachen steht an. Um wieder ins bessere Übereinstimmen zu bringen, was um unseres Freiheitswerdens willen mancherlei Zertrennen durchzumachen hatte!
Leidvollste oder geradezu abgrundsbedrohliche Situationen aus der Geschichte erklären sich daraus. Keinesfalls darf das so andauern.
Manche Tragik wird sonst zu gewaltig. Deshalb muß so intensiv wie möglich für ein Umwenden eingetreten werden.
Hierbei bedarf es unsäglich vieler Schritte des Aufarbeitens und Neuverbindens. Trotz zahlreicher weiterer Fehltritte, ja gerade deswegen!

Zu schnell wird und darf ein Sich-Einigen auch nicht stattfinden. Das könnte sonst zutage fördern, wie vieles noch nicht zusammenpaßt.
Außerdem wird sich bald erweisen, daß auch unsere freie Selbständigkeit bei weitem nicht ausreichend gesichert ist. Diese bedarf noch verschiedenster Bewährungsproben.
Zutiefst ermutigen kann jedoch, wenn Individuen zunehmend ein offenes Herz für tiefstes Weltverstehen ausbilden. Und sodann zu energischen Mitträgern des Schöpfungsfortganges insgesamt werden. Trotzdem muß berücksichtigt bleiben, was alles sich noch im Ungleichgewicht befindet. Es kann bald wieder vereinseitigen, sobald etwas vernachlässigt wird oder in Übertreibungen hineingerät.
Nicht weniges droht überzuschießen oder aber zu verkümmern. Wenn sich nicht jemand unterstützend zuwendet beziehungsweise mäßigend eingreift! Ohne solchen Einsatz kann das Gesamtgedeihen gestört sein.
Was allzu stark dominiert, kann sich hemmend auf die Umgebung auswirken. Wenn dem nicht Einhalt geboten wird! Doch nicht konfrontativ. Vielmehr gilt es Methoden entschiedenen, aber keineswegs aggressiven Sich-Wehrens auszubilden. So daß allzu Mächtiges wieder zu begrenzen und abzumildern ist.
Auch erfahrener Widerstand kann durchaus versöhnlich akzeptiert werden. Indem ein sicheres Selbstbehaupten geschieht, gelangt noch Unzulängliches zu größerer Stärke.
Wichtig ist, daß wir an innerer Kraft gewinnen und so in der Lage sind, uns aus dem zu befreien, was falsche Einschätzungen und Abhängigkeiten sind. So wird mehr seelische Gediegenheit errungen. Mit ihr läßt sich zunehmend standhalten gegenüber irgendwelchen Bedrängnissen.
Der Anfang liegt immer zunächst im eigenen Sich-Festigen. Mit jener Ich-Erkraftung hat dies zu tun, auf welcher in Zukunft alles am meisten zu gründen hat.

Von da aus nur lassen sich gediegenere, zuverlässigere Verbindungen zu den Mitmenschen aufbauen. Beständige Ausgleichsbestrebungen sind einzuleiten.
Gerade weil wir immer individueller werden, bedarf es stets intensiverer harmonisierender Aktivitäten. Ansonsten steigern sich die Gegensätze untereinander und in der Welt ins Unermeßliche.
Durchaus wäre zu akzeptieren, daß vielfältigste Einstellungen und Vorgehensweisen zwischen uns existieren. Daran wäre jedoch so weiterzuarbeiten, daß desto reichere Ergänzungen sich ergeben. Mancherlei heilsame Korrektur ist durchaus vonnöten.
Auch das gehört nun einmal dazu, daß infolge der mannigfaltigen Unterschiede ein gefährliches Entgleiten drohen kann. Desto wichtiger kann es sein, anderweitig Rat und Beistand aufzugreifen. Um dann bereicherter voranzuschreiten.
Sehr nötig mögen bereits fremde Einwände oder auch Zurechtrückungen werden. Eine geradezu schöpferische Aufmerksamkeit sollte diesbezüglich geübt werden.
Was uns umgibt, gehört zum eigenen Schicksal. Ja, dies ist mitunter dessen weiterführende Komponente.
Obschon einiges sehr unbequem sein mag. Häufig weist es exakt auf das hin, was wir vernachlässigt oder übersehen haben. Ohne Kenntnisnahme davon müßten wir von unserem Weg abirren. Denn vermeintlich Fremdes kann direkt jener Schicksalsanteil sein, der uns selber zum Weiterkommen fehlt.
Obwohl das zunächst verunsichert oder sogar aufregt! Nicht weniges ist bei uns umzuformen, damit sich neue Überbrückungen anbahnen.
Spannungen gilt es auszuhalten, innerer Aufruhr ist zu bändigen. Eine Kunst für sich wird solche Schicksalsbemeisterung.
Mit der Zeit vermag etwas heranzuwachsen, was Klüfte schließt und neue Gemeinsamkeit möglich macht. Dafür ist es

unverzichtbar, sich intensiv auch in dasjenige hineinzuversetzen, womit wir Mühe haben und was eher Argwohn bereitet.
Mit der Welt zusammen finden wir uns in einem größeren Werden. Ohne daß sich unsere eigene Individualität aber auflöst.
Neben der inneren Seelenstärkung bedarf diese zugleich einer wachsenden Anteilnahme an dem, womit sie noch verwoben ist. Dadurch reift allmählich ein innigeres Verständnis für das heran, was sich um uns herum abspielt.
Mit der Umwelt werden wir zu einem größeren Selbst. Das an ihr Erlebte macht uns weiter.
Indem wir dadurch vorankommen, kann passender auf Weltzusammenhänge eingewirkt werden. So daß ein immer stimmigeres Miteinander gelingt: mit anderen Menschen und der Natur – aber auch bis in technische Belange hinein.
Da sind rücksichtsvolle Anwendungen entschieden zu fördern. Sie müssen in Übereinstimmung stehen mit dem, was sonst auf der Erde lebt, statt stets schädlichere Folgen zu hinterlassen.
Diese gilt es einzudämmen. Eine immer heilsamere Art des Umgangs mit der Umgebung ist zu erlernen. Was wir der Natur antun, fällt auch wiederum auf uns zurück.
Nur gemeinsam haben wir eine gute Zukunft. Darüber bedarf es der friedlichen Verständigung zwischen den Menschen sowie auch einer gekonnteren Einbeziehung geistiger Hilfen.
Ohne kreative Spiritualität bleibt alles verloren. Sie nur vermag ein fruchtbares Weiterschreiten für uns zu garantieren, das in gesundem Einklang steht mit äußeren Angelegenheiten.
Was um uns existiert, ist Resultat früherer Evolutionsprozesse. Unsere Seele erwacht daran in ihrer jeweils einzigartigen Gegenwart.
Und mit Unterstützung unversieglicher Geisteskräfte fängt ein Zukunftsgedeihen an. Dasjenige, was zunächst in uns ersteht, wird zur Basis eines Welterneuerns.

Unser Wesen schafft daran mit. Die Seele ist Mitbildner an dem, wovon die Schöpfung zunehmend neuer Ausdruck wird. Kosmisches hat sich in jeden von uns hineingeopfert, um unser Ich anzufachen. Und von da aus ist das Weltenwerden weiter zu impulsieren.

Zum Titelbild

Das auf Anregung des Verfassers von Barbara Wagner gezeichnete Titelblatt weist auf sechs Tendenzen im Seelenleben. Die Richtung nach oben kann mit einer blauen Madonnenqualität in Verbindung gebracht werden (1).

Himmlische Gedankenkräfte reichen bis in den Herzensbereich hinein. Nach unten öffnet sich die Seele sodann zu den Erdentiefen (2).

Schaffende Natur wirkt im Willen mit. Eine bräunliche oder schwarze Madonnenqualität läßt sich erahnen.

Dann hat die Madonna oft ein rotes Kleid. Das hängt mit unserem Seeleninneren zusammen. Dieses kann durch den vom Blut durchströmten Leib wie ein mondenhafter Spiegel sein (3). Und das gleich dreifach: für das, was über, unter und zwischen uns geschieht.

Letzteres zeigt die wichtigste hingebende Seelenbegabung. Mit einer weißen oder auch weisen Madonnenqualität ist das Begegnungsgeschehen nach außen hin verwoben, vor allem anderen Menschen gegenüber (4).

Hinter den Kräften sowohl vom Leibeswesen als auch den naturhaften Erdentiefen wirkt ein Vergangenheitsgeschehen mit. Bei sorgsamem Umgang kann uns das noch lange begleiten (5).

Hinzielend in weite Zukunftsmöglichkeiten zwischen kosmischem und sozialem Verbundensein wirkt eine weitere seelische Ausrichtung. Das hat am meisten mit jener Sophia zu tun, die uns am besten voranleiten kann (6).

Und wie eine Integration von alledem erscheint, was sich in der Seelenmitte kreuzt, Verantwortung gegenüber dem Weltall aufgreifend und die Erdennatur mittragend. Das kann als sonnenhaft-goldene Madonnenqualität aufstrahlen, schwanger gehend mit unserer eigenen menschlich-geistigen Zukunftskindschaft.

Verlag Ch. Möllmann

Anton Kimpfler:
Vom Sinn des Lebens und dem Ziel der Erde
Unser Freiheitsweg mit der Liebe
ISBN 978-3-89979-194-5
Sich mit der Liebe zu befassen, ist ebenso dringend wie beinahe unmöglich. Nichts mag angebrachter sein und dann auch gleich wieder befremdend.
Trotzdem sich soviel im Leben um die Liebe dreht, erscheint das Thema überhaupt nicht abgenützt.
So ist dieses Thema nicht nur das vielleicht älteste, sondern immer wieder neu. Nichts ist da überholt, vielmehr jung wie eh und je.
Das Abc der Liebe, nach dem so oft gefragt wird, es ist längst in Gestalt des ganzen Schöpfungsreichtums vorhanden. Wir müssen dies nur begreifen lernen, um daran anknüpfen zu können.
Es umgibt uns in allen Einzelheiten, das Alphabet der Liebe. Die gesamte Welt ist sozusagen ihr Buch.
Unser Lesen darin stellt die wahre Liebesschule dar.

Anton Kimpfler: Gaben der Anthroposophie
Vom Allgemeinmenschlichen der Geisteswissenschaft
ISBN 978-3-89979-122-8
Gibt es Wichtigeres, als zu verstehen, was das Wesen des Menschen betrifft? Alle diesbezüglichen Vorgänge mit höchstem Interesse anzuschauen und auszudrücken, kann Anliegen dessen sein, womit sich die Anthroposophie beschäftigt.
Dabei wird schnell offenkundig, daß der wahre Mensch unsichtbar ist. Wir erfahren einzelne Äußerungen von ihm. Diese entstammen jedoch einer Wesenhaftigkeit, welche hinter allen Sinneserscheinungen liegt...
Die verborgene Menschenwirklichkeit ist eine geistige. Ein waches Anteilnehmen an ihr gehört zum Bemühen anthroposophischer Wissenschaftlichkeit. Das wichtigste Forschungsmittel sind hierbei wir selber: als Gegenstand und Instrument zugleich.

Verlag Ch. Möllmann

Anton Kimpfler: Kinder bringen die Welt weiter

ISBN 978-3-89979-241-6

Was gibt es Erfreulicheres als kleine Kinder? Doch wie schwer ist nun oft ihr Weg durch die Verhältnisse der materiell-technischen Zivilisation!
Dabei bringen Kinder immer Wertvolleres mit. Und wir sind stets mehr angewiesen auf ihre verändernden Impulse.
Statt durch falsche, zwingende erzieherische Formen dagegen anzukämpfen, sollten Eltern und sonstige pädagogisch tätige Menschen davon lernen, das Mitgebrachte aufgreifen und es in die gesamte Gesellschaft einfließen lassen.
Hilfreicher denn je würde sich solch ein Zusammenarbeiten mit den Jüngeren auswirken. Schönste soziale Wandlungen können daraus hervorwachsen.

Anton Kimpfler: Wovon wir leben, wofür wir tätig sind
Über Arbeit und Einkommen

ISBN 978-3-89979-296-9

Ohne genügendes Einkommen ist kein menschenwürdiges Leben möglich. Mit welch umfassenden globalen Bezügen ist jedoch oft all das verbunden, was unsere Existenz absichert!
Unfassbar viele Aktivitäten von zahlreichen Menschen und aus weitesten Weltverflochtenheiten tragen zu dem bei, wovon wir im Alltag versorgt sind. Doch spielt nicht weniges herein, das mit größten Ungerechtigkeiten verbunden ist.
Deshalb wird es immer wichtiger, Unstimmiges zu erkennen und an einem gesunden Wandel der ökonomischen Vorgänge und des Geldgeschehens mitzuwirken. Unsere Verantwortung ist riesig, aber es gibt viele Möglichkeiten eines heilsamen Veränderns.